MÉMOIRE

POUR

LA SOLUTION DE LA QUESTION

PROPOSÉE EN L'AN 1802

PAR L'ACADÉMIE DE DIJON.

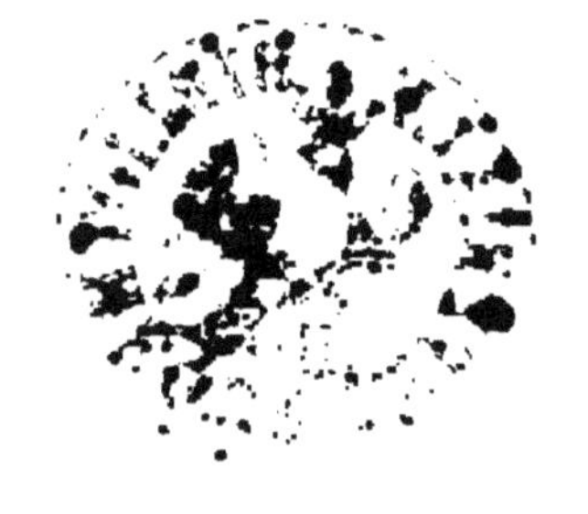

MÉMOIRE

POUR la solution de la question suivante, proposée en l'an 1802 par l'Académie de Dijon :

» Les fièvres Catarrales deviennent aujourd'hui
» plus fréquentes qu'elles ne l'ont jamais
» été ; les fièvres Inflammatoires deviennent
» extrêmement rares ; les fièvres Bilieuses
» sont moins communes. Déterminer quelles
» sont les causes qui ont pu donner lieu à
» ces révolutions dans nos climats et dans
» nos tempéramens ».

» *La persuasion d'un affaiblissement progressif*
» *dans le tempérament des hommes a été*
» *commune à toutes les nations* ».

PLUCHE, spectacle de la nature.

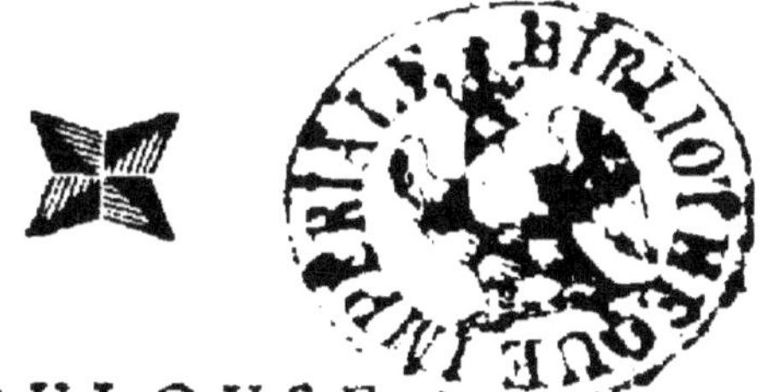

A TOULOUSE,
Chez L'AUTEUR, rue Pharaon, n.° 106.

1085.

A MONSIEUR P. F. PERCY,
Membre de l'Institut national de France, Inspecteur-Général du service de santé militaire, Professeur de Chirurgie à l'école de Paris, ex-Chirúrgien en chef des Armées de la République, Membre de plusieurs Sociétés savantes, Nationales et Étrangères, etc., etc.

MONSIEUR,

JE m'empresse d'acquitter en partie la dette sacrée que mon cœur a contracté envers vous. Mon admiration pour votre génie et pour vos vertus, ma reconnaissance pour les bontés dont vous m'avez honoré, mon dévouement à tout ce qui vous touche, dureront autant que mon existence. Je me féliciterai toute ma vie d'avoir été en commerce avec un homme si justement célèbre; et, pour m'exprimer d'une manière qui convienne mieux aux sentimens de mon cœur, je compte l'honneur d'avoir été en relation avec vous parmi les plus grands biens qui aient pu m'arriver. Tels sont, Monsieur, les sentimens qui m'animent, et dont je désirais depuis long-temps rendre l'expression publique.

Veuillez, Monsieur, recevoir l'hommage de cet Essai, comme un gage du respect, de la reconnaissance, et de l'inviolable attachement avec lesquels j'ai l'honneur d'être,

Monsieur,

Votre très-humble et très-obéissant serviteur,

G. G. Lafont-Gouzi,
D. M. M.

PREMIÈRE PARTIE.

DANS les premiers temps les hommes avaient des mœurs simples, et usaient d'une nourriture saine et frugale. Leurs institutions et leurs lois étaient appropriées à leurs besoins réels. Aussi les premiers législateurs donnèrent-ils leurs principaux soins aux moyens de former et de fortifier le corps, persuadés que de là dépendaient à la fois la santé des citoyens et la puissance de l'état. La manière dont on faisait alors la guerre, et l'espèce d'armes dont on se servait rendaient ces qualités physiques extrêmement nécessaires. L'histoire nous montre par tout que les peuples les plus courageux et les plus vaillans furent ceux qui s'adonnèrent à tout ce qui peut procurer et maintenir une constitution saine et robuste. De là ces lois si fameuses, qui condamnaient à mort les enfans faibles ou estropiés (1), et qui assujettissaient les autres à une éducation mâle et sévère qu'ils recevaient sous les yeux des pères de la patrie. On les appliquait de suite à des travaux pénibles et non interrompus; on mettait en usage tous les moyens propres à les rendre robustes, et on les exerçait constamment à braver les fatigues, les privations, la douleur, l'inclémence des saisons, etc. Tel était l'usage chez les premiers Perses, et à Sparte, sous Lycurgue. Ce profond législateur, sachant que les passions sont ce que l'homme a le plus à craindre, les subordonna toutes à une seule, aussi grande qu'utile, l'amour de la patrie. Et comme le courage qui est le défenseur des états, a des rapports intimes avec la force du tempérament, et que des enfans vigoureux ne peuvent guère naître que de mères robustes, il voulut que les

(1) Cette coutume était pratiquée à Sparte. *Vid. Plutarch. in Lyc.*

filles de Sparte endurcissent leur corps à la fatigue, qu'elles s'exerçassent comme les hommes à courir, à lutter, à lancer le dard, et à tout le reste de la gymnastique (1). La danse, qui, selon Golius, fit toujours partie du culte que l'antiquité rendait aux dieux, et qu'Homere appelle une science divine, fit aussi partie de la législation de Sparte (2). Sans doute qu'il ne s'agit pas ici d'une danse molle et effeminée ; celle des Spartiates était essentiellement mâle et guerrière. Enfin, Lycurgue n'oublia aucun moyen de rendre les Spartiates robustes et belliqueux. Les soins qu'il prit pour perfectionner l'éducation physique furent portés si loin, que Platon et Aristote les ont blâmés comme excessifs, et comme lui ayant fait négliger la culture de l'esprit.

Dans toute la Grèce on se livrait à tous

---

(1) Plutarque, vie de Lycurgue.

(2) Pensées du comte Oxenstirn, tom. 1, pag. 62. Voyez aussi Plutarque.

ces exercices avec une ardeur infatigable; et on les regardait aussi comme la base de l'éducation. La force et l'adresse ouvraient la carrière des honneurs et des récompenses. De là la célébrité des jeux Olympiques, Neméens, Pirrhiques, Isthmiques, Diocléens, Hellotiens, Eacéens, Gerestiens, etc. Rien n'était si glorieux que d'être couronné en présence de spectateurs, dont le concours était prodigieux, comme il conste par les odes de Pindare, et par tant d'autres témoignages (1). A quoi il faut ajouter l'animadversion des lois contre l'oisiveté : on sait avec quelle sévérité elle était traitée par Dracon. Lycurgue et Solon, sans employer la même rigueur, ne lui furent pas plus favorables.

---

(1) Indépendamment des ouvrages de Lucien et de Mercurialis, sur la gymnastique, on peut consulter les savans mémoires de Burette, de Gedoyn, de Massieu et d'Ansse-de-Villoison, sur les différens jeux athlétiques de la Grèce. Ils sont insérés parmi ceux de l'académie des inscriptions.

Chaque citoyen était responsable de ses momens à la patrie. C'est de cette école que sortirent tant de héros qui furent les défenseurs et la gloire de leur pays. La misère, compagne nécessaire de l'oisiveté, était inconnue dans les beaux jours de la » Grèce. » Alors les citoyens fortunés » regardaient comme une honte pour » eux la pauvreté de leurs compatriotes... » Aussi personne n'était exposé au besoin » (1) ».

Quoique la jeunesse d'Athènes, conformément aux lois de Solon, étudiât les belles-lettres, la philosophie et la musique, elle n'en était pas moins assujettie à tous les exercices du Gymnase (2).

---

(1) Isocrat. dans l'aréopagitique, trad. par Auger, pag. 124 et 130.

(2) *Vid.* remarque sur une inscription d'Athènes, tom. 23 de l'académie des inscript.
Personne n'ignore que les jeux gymnastiques étaient fort en honneur à Athènes. (*Vid.* Eschine, harangue sur la couronne; Demosthène, harangue contre la loi de

Se pouvait-il qu'avec des moyens semblables les Grecs fussent des hommes ordinaires ? Non ; ils devaient nécessairement avoir un corps de fer et une ame de feu. Aussi, avec une poignée d'hommes de cette trempe, la Grèce triompha-t-elle des plus puissantes et des plus nombreuses armées que la terre ait porté ; et l'on peut assurer que jamais elle n'aurait succombé, si elle n'avait abandonné les institutions et les lois qui l'avaient rendue si florissante, et si les citoyens

---

Leptine ; et Isocrate, dans le panégyrique). Il était pour ainsi dire flétrisant de ne pas se livrer aux exercices des palestres. Eschine, dans sa harangue contre Demosthène, l'accuse d'avoir dans sa jeunesse mené une vie molle, et de n'avoir point été jaloux de se distinguer aux jeux gymnastiques (harangue sur la couronne). Ce même orateur, accusé à son tour par Demosthène, ne manque pas de représenter aux Athéniens qu'il s'était livré à ces exercices utiles. *Vid.* Eschine, harang. sur la prévarication de l'ambassade, trad. par Auger.

ne s'étaient relâchés de l'austérité des mœurs primitives. Pour pouvoir les vaincre il fallait les égaler dans leurs exercices gymnastiques (1), ou ne se mesurer avec eux qu'après qu'ils auraient dégénéré eux-mêmes.

Les médecins célébrèrent aussi l'utilité des Gymnases. Hérodicus perfectionna ce que Yccus n'avait fait qu'ébaucher, et il dut lui-même aux exercices du corps le rétablissement de sa santé. L'expérience lui apprit que les jeunes gens qui se livraient aux exercices gymnastiques étaient également sains et vigoureux. Ces exemples firent établir dans toutes les villes de la Grèce des Gymnases, où, à l'exemple d'Hérodicus, un grand nombre de gens passaient la plus grande partie de leur vie, soit pour rétablir ou pour fortifier leur santé. On sait que Platon ne voulait composer sa république que de citoyens

(1) *Vid. Aristot.*, *de rep.*, *lib.* 8. *Plutarch. sympos.*, *lib.* 2.

sains et robustes, et qu'il en bannissait impitoyablement les individus faibles et valétudinaires. Il dit que les maladies n'étaient devenues communes que depuis qu'on s'était relâché de la vie austère des anciens Grecs.

La conséquence médicale la plus naturelle qu'on puisse déduire de tout ce qui a été exposé sur la vigueur des Grecs, c'est qu'ils ne pouvaient guère être sujets qu'aux affections morbifiques qui naissent de la rigidité de la fibre, d'un sang riche, bien élaboré, et disposé à la phlogose. Ainsi, il est hors de doute que les maladies phlogistiques, ou d'un mode hipersténique, devaient être ordinaires chez eux. Ce qu'il est d'autant plus important de remarquer, que c'est là le pays où notre premier maître à exercé la médecine.

Les législateurs des autres peuples célèbres ne s'attachèrent pas moins que les Grecs à former le tempérament de leurs citoyens; aussi trouve-t-on par tout à peu près les mêmes institutions, les mêmes usages et les mêmes résultats que nous venons de remarquer chez les Grecs. L'histoire ne nous montre aucun État puissant où l'éducation Spartiate n'ait été plus ou moins en honneur. Si les Perses du temps de Cyrus étaient regardés comme invincibles, c'est qu'ils étaient exercés aux travaux les plus propres à exciter l'énergie vitale, et à développer les forces motrices. Ici, comme à Sparte, les jeunes citoyens recevaient une éducation nationale qui les formait à rendre un jour à la patrie les pénibles services qu'elle en réclamait. On les habituait à coucher sur la dure, à vivre sobrement, et à se livrer aux exercices les plus fatigans. Ces Perses si vaillans, nés dans un pays âpre, couvert de forêts, hérissé de montagnes, Cyrus ne voulut jamais qu'on les transportât dans un climat plus doux et plus agréable (1). Lorsque les Perses, les Grecs et les Romains (j'entends avant leur décadence) allaient à la guerre, ils ne

---

(1) *Plutarch. in apotph.*; et Rollin, histoire ancienne.

changeaient point d'état. L'éducation qu'on leur donnait les avait préparé à tout, et ils étaient aussi intrépides dans les combats, qu'insensibles à l'inclémence des saisons et aux fatigues de la guerre.

Si nous ouvrons les fastes de l'histoire romaine, nous trouverons également que les lois, les coutumes, la manière de vivre de ces fiers conquérans de l'univers, étaient à peu près semblables à ce que nous avons déjà vu des autres peuples. Romulus, pour endurcir ses sujets au travail, et les habituer aux exercices laborieux, ne leur permit que deux professions, l'agriculture et les armes. Il laissa aux esclaves et aux étrangers la profession des arts mécaniques, comme contribuant à énerver le corps, abrutir l'esprit et flatter la mollesse. On regardait ceux qui exerçaient de telles professions comme peu propres à la guerre. Le fondateur de Rome ne voulait, ainsi que le législateur de Sparte, que des citoyens robustes et vigoureux. C'est pourquoi il permit qu'on fit mourir les enfans qui ayant atteint l'âge de trois ans, resteraient estropiés. La misère publique qui contribue tant à l'affaiblissement des générations, fut bannie de Rome par de sages règlemens. Le législateur avait pourvu à ce que personne ne manquât du nécessaire. Ainsi les besoins réels étaient inconnus. Numa Pompilius et Tullus Hostilius, après avoir inspiré l'amour du travail aux citoyens, donnèrent des terres à ceux qui étaient les moins aisés (1). La Patrie traita constamment ses enfans avec la même tendresse et la même sollicitude, jusqu'à ce qu'enfin l'opulence, le luxe et la mollesse firent dédaigner ses soins maternels.

Les anciens Romains étaient donc élevés durement, et sur-tout exercés de bonne heure au métier des armes (2). On leur apprenait à la fois à aimer le travail, à vivre sobrement, et à braver toutes les rigueurs des saisons. Une semblable éducation procurait à l'État une race mâle de soldats ro-

---

(1) *Plutarch. in Numa.*

(2) A Rome, les jeux de l'enfance étaient des

bustes, comme dit Horace : *rusticorum mascula militum proles* (1). Virgile peint ainsi la manière dont on élevait les anciens Latins :

» *Non hic Atridæ, nec fandi fictor Ulisses.*
» *Durum ab stirpe genus, natos ad flumina primùm*
» *Deferimus, sœvoque gelu duramus et undis :*
» *Venatu invigilant pueri, sylvasque fatigant :*
» *Flectere ludus equos, et spicula tendere cornu.*
» *At patiens operum parvoque assueta juventus,*
» *Aut rastris terram domat, aut quatit oppida bello, etc.* (2).

---

tournois, des commandemens d'armée, des triomphes, des jugemens en forme, des jeux de Troye, ect. Ces derniers étaient un spectacle où les enfans faisaient preuve d'adresse dans toutes les évolutions de la cavalerie. *Vid.* le 13.e mémoire de Lebeau, inséré *dans le tome* 35 *de l'Académie des inscriptions....* Du temps d'Horace on ne formait guère les enfans à cet exercice, ce qu'il regarde comme une preuve de mollesse et de relâchement dans les mœurs : » *Nescit equo rudis, hærere ingenuus puer.* Lib. 3, Od. 18.

(1) *Horat. lib.* 3, *od.* 6.

(2) *Virgil. Æneid*, *lib.* 9. Voyez aussi Crisp. Sallust., Catilin., § VII, IX.

Anchise

Anchise dit à son fils dans son apparition, en parlant des Italiens, *gens dura atque aspera cultu.* Les jeux qui naissent de la force et de l'adresse sont toujours connus d'un peuple naissant. Tout ce qui a rapport aux exercices du corps plaît et devient nécessaire, avant qu'on ait la moindre idée des talens de l'esprit, qui ont besoin d'une suite de temps pour être cultivés; au lieu que les combats, les joutes, les courses parviennent bientôt au degré de perfection dont ils sont susceptibles (1).

Que l'on compare les Italiens du temps de Fabricius, avec ce qu'ils furent, lorsque les richesses, le luxe et la mollesse eurent tout corrompu chez eux? Déjà du temps de Galien ils avaient notablement perdu du *robur physicum*, dont nous parlons. Au rapport de cet auteur, de simples boissons froides dérangeaient la santé des dames romaines : leur faiblesse

---

(1) Duclos, mém. sur les jeux scéniques des Romains, tom. 17 de l'académie des inscriptions et belles-lettres.

augmenta encore bien plus sous le règne de l'empereur Julien.

Anciennement, dit Seneque, la jeunesse Romaine était toujours debout : on ne lui enseignait rien qu'elle dut apprendre assise. Tous les jeux dont nous faisons nos délices étaient regardés comme un désordre dans ces premiers temps, tandis que les exercices pénibles étaient seuls en honneur chez cette nation de guerriers et d'agriculteurs. Les plus grands généraux de la république ne dédaignaient point d'aller au Champ de Mars partager les exercices gymnastiques auxquels la jeunesse Romaine se livrait chaque jour avec ardeur. L'inclination des Romains pour les Gymnases était telle, qu'à peine, selon Varron, suffisait-il à leurs désirs que chacun eût le sien. Rien d'aussi bien vu, ni d'exécuté avec autant de constance, que les exercices militaires des légions romaines, ainsi qu'on peut le voir dans le mémoire de Lebeau (1), qui a rassemblé

(1) Lebeau, mémoire sur les exercices des

tout ce que les anciens nous ont laissé de plus intéressant à ce sujet. » Chaque jour, » chaque soldat fait des épreuves de force » et de courage ; aussi les batailles n'ont-» elles pour eux rien de nouveau, ni » de difficile... La fatigue n'épuise jamais » leur force.... Comme si leurs armes » étaient nées avec eux, comme si » elles faisaient partie de leurs membres, » jamais ils ne font trève à ces exercices ; » et ces jeux militaires sont de sérieux » apprentissages des combats » (2).

La patrie faisait un si grand cas de tout ce qui pouvait fortifier le corps, et donner de l'énergie à l'ame, que non contente de prescrire l'éducation la plus mâle, elle imprimait jusqu'aux cérémonies religieuses l'austérité et la simplicité qu'elle cherchait sans cesse à graver dans le cœur de ses enfans. De là l'usage dans les cérémo-

---

légions romaines, tom. 35 de l'acad. des inscriptions.

(2) *Joseph.*, *Bell. Jud.*, *lib.* 3, *cap. VI.*

nies du mariage de séparer les cheveux de la nouvelle mariée avec la pointe d'une pique, appelée à cause de cela *Hasta celibaris*, pour signifier par manière de présage, qu'elle enfanterait des hommes forts et courageux (1). Admirables institutions, où le Ciel semblait se réunir à la terre pour confirmer ce que le génie et la sagesse avaient dicté. Aussi, tout chez ce peuple roi, jusqu'à ses erreurs même, concourait à développer et accroître l'énergie de l'ame comme la vigueur du corps. On éloignait des citoyens tout ce qui pouvait les énerver et les corrompre; le luxe et la mollesse étaient couverts d'un profond mépris. Les Romains aimaient la simplicité et la frugalité, et dédaignaient les richesses : l'amour de la pauvreté était comme l'esprit public (2). Quelle est belle la réponse de Curius aux députés des Samnites! Que

(1) Explic. des coutumes et cérémonies des Romains par Nieupoort, liv. 6, chap. 4.

(2) *Vid. Liv.*, *lib.* 1.

nous avons raison d'admirer les Numa, les Servius Tullius, les Camille, les Fabricius, les Fabius, les Scipion, les Caton! Mais songeons-nous donc qu'avant sa décadence, la république était toute composée de semblables hommes. Tels étaient les Romains avant que ces sages institutions, qui formaient à la fois les athlétes et les héros, fussent tombées en oubli. Des guerres continuelles à soutenir, des champs à défricher ou à cultiver, telles étaient les occupations constantes ou alternatives qui éloignaient sans cesse les premiers Romains de la mollesse et de la corruption (2). Il est donc démontré par l'histoire que les Romains, comme les Grecs, par la nature de leurs institutions, devaient nécessairement être vigoureux.

Au rapport de César et de Strabon, les Gaulois avaient des mœurs qui se rapprochaient infiniment de celles des Romains.

---

(2) Décad. des lettres et des mœurs, pag. 267, par Rigoley de Juvigni.

Ils vivaient de la chasse et de la chair de leurs troupeaux, et ils fortifiaient leur corps par une vie dure et par des exercices continuels. De tous les peuples de la Gaule, les Belges étaient les plus propres à la guerre, parce qu'ils étaient aussi les plus éloignés du luxe et de la mollesse, et que l'esprit mercantille était presqu'inconnu chez eux (1). Les Suèves étaient pareillement un peuple d'hommes robustes ; ce qui fut l'effet de leur vie active, et de leur ardeur pour l'agriculture et pour la guerre (2). Les Allemands passaient toute leur vie à la chasse et à la guerre ; ils s'endurcissaient de bonne heure au travail et à la fatigue ; ils avaient tellement en aversion le luxe et la mollesse, qu'il n'était point permis chez eux de bâtir des maisons pour se mettre à l'abri du

---

(1) *J. Cœsaris comment. de bell. Gall.*, *lib.* 1 ; et Plutarque, Œuvres morales, Vie de César.

(2) *C. J. Cæsar. comment.*, *lib.* 4.

froid et de la chaleur. Bien plus, pour prévenir l'accumulation des richesses, personne ne pouvait posséder un champ fixe en propre (1).

A ce tableau succint des mœurs et usages des plus anciens peuples, il semblerait au premier abord que j'ai présenté seulement un aperçu historique des républiques guerrières ; mais il est aisé de voir combien cette esquisse importe à la discussion de la question proposée, et de sentir l'intimité des rapports qui existent entre la constitution physique de l'homme et les maladies auxquelles il est naturellement prédisposé. C'est ce qui s'éclaircira de plus en plus, à mesure que nous avancerons dans la discussion présente. Tel est l'homme, que par le moyen de l'éducation, et en faisant prendre une certaine direction à ses idées, on peut lui former un corps robuste ou un corps faible, une ame grande

---

(1) *Cœsar, op. cit, lib. 6*; et Tacite, mœurs des Germains.

et courageuse, ou une ame étroite et rampante.

Il suffit de rappeler la manière de vivre des peuples dont nous avons parlé, pour avoir la certitude qu'ils étaient pleins de force et de vigueur. » Il y a deux arts » que les hommes ont inventés pour l'entre» tenement de la santé du corps ; c'est à » savoir, la médecine et les exercices » de la personne, dont l'une procure la » santé, et l'autre la force et la gaillarde » disposition...... qui est la compléxion » si débile et si faible qui, par continua» tion d'exercice et de travail, ne se » fortifie à la fin grandement (1)! Vérités immuables, que les temps, ni les lieux, ni l'opinion des hommes n'ont jamais altérées ! Si l'on fait attention que ces hommes dont nous avons parlé engendraient des enfans sains et bien constitués, leur donnaient l'éducation la plus propre à développer leurs forces, et à leur former un riche tempé-

(1) Plutarque, Œuvres morales, tom. 1, pag. 6 et 21, trad. d'Amyot.

rament, ne voit-on pas d'un coup d'œil quelles générations mâles et robustes devaient se succéder nécessairement ? Au reste, il ne faut pas oublier que ces peuples avaient une nourriture simple et suffisante. Or, les alimens bons et sains étant bien élaborés, fournissent un bon chyle ; et lorsque les importantes fonctions nutritives sont secondées par l'exercice, quelle influence puissante cela n'a-t-il pas sur le jeu et l'activité de tous les organes ?

L'action de toutes ces causes, dont l'effet est d'exciter la machine vivante, a toujours produit les mêmes résultats. Quelles sont aujour'dhui les personnes douées d'un tempérament robuste et vigoureux, et qui se rapproche le plus de celui des anciens ? Ce sont celles qui vivent d'une manière simple, et qui sont vouées à des exercices continuels. C'est dans les pays montagneux, et dans les campagnes ; c'est chez les individus laborieux et livrés à des travaux qui exercent le corps, qu'on trouve ces hommes bien musclés, à épaules larges, à col gros et court. On ne voit point de tels hommes au milieu d'un concours de circonstances opposées. » C'est sous » l'habit rustique d'un paysan, et non sous » la dorure d'un courtisan, qu'on trouve » la force et la vigueur du corps (J. J. » Rousseau) ». Toutefois il faut avouer que les bonnes nourritures y contribuent pour beaucoup. La misère est un grand obstacle à la vigueur; et l'on se tromperait étrangement, si l'on croyait que la force est nécessairement l'apanage du peuple, où règne ordinairement l'indigence et la paresse. Mais revenons.

Il suit de tout ce qui a été exposé jusqu'ici, que les anciens étaient doués d'une forte constitution physique, d'où il est aisé de déduire plusieurs conséquences médicales importantes, entr'autres celle-ci, qu'on peut regarder comme un principe incontestable : que les tempéramens robustes étant enclins aux affections hipersténiques, vérité dont tous les livres de l'art fournissent la confirmation, les maladies phlogistiques devaient être anciennement beaucoup plus communes que celles qui proviennent de l'inertie et de la faiblesse.

Or, les maladies hipersténiques sont de deux sortes : les unes se manifestent sous la forme inflammatoire, les autres par une surabondance de bile, mode t ès-fréquent du temps d'Hippocrate. On ne sera point surpris de voir que je range les maladies bilieuses légitimes parmi les affections hipersténiques, si l'on fait attention qu'elles sont communes dans les pays chauds; qu'un air chaud et sec, des nourritures échauffantes du règne animal, l'usage des liqueurs spiritueuses, les passions excitantes fortes, etc., .etc., en sont les causes les plus ordinaires. Elles attaquent les sujets forts et nerveux et ceux d'un tempérament chaud et sec, *calidum et siccum* des anciens. Pour achever de se convaincre des rapports intimes des affections bilieuses légitimes avec la diathèse hipersténique, il n'y a qu'à se rappeler la description du tempérament bilieux, que

Haller fait résulter de la force des fibres jointe à une vive irritabilité (1).

L'homme d'un tempérament bilieux, *calidum et siccum* des anciens, est fort, nerveux et bien musclé; ses chairs sont fermes et compactes; sa peau, aride et sèche, est d'un rouge foncé, brune, olivâtre, et quelquefois noire; ses cheveux sont presque toujours noirs et crépus; il a le col gros, l'haleine chaude et forte, les yeux noirs. Chez lui les fonctions vitales s'opèrent promptement et avec vigueur; il digère vîte et facilement; son pouls est prompt, élastique, sec et roide. Ses passions sont fortes et impérieuses; il est constant, ferme, inexorable. Les bilieux sont les plus vigoureux des hommes, et conservent long-temps leur vigueur (2). Il

(1) Haller, mém. sur l'irritabilité.

(2) Clerc, hist. nat. de l'homme malade. Voyez aussi l'hygiène de Tourtelle; les mémoires de M.r Cabanis, sur l'influence des tempéramens; les traités de physiologie de MM. Dumas et Richerand.

Il suffit d'exposer les principaux caractères de ce tempérament, pour faire sentir l'étroite analogie qu'il y a entre les maladies bilieuses légitimes et les affections phlogistiques. Les rapports qui existent entre ces deux genres d'affections, sont si intimes et si multipliés, que d'après l'histoire du tempérament bilieux, et plusieurs passages de Galien, de Grant, de Grimaud, de Dumas, et d'autres, on doit regarder les maladies bilieuses légitimes comme un mode inflammatoire ou hipersténique; opinion que j'ai défendue ailleurs.

Toutes les considérations politiques, historiques et médicales, que le tableau des lois, des institutions, de la manière de vivre, et enfin du tempérament des anciens m'a suggéré, sont ici de la plus grande importance, et jettent le plus grand jour sur les causes de la fréquence des affections phlogistiques et des affections bilieuses à cette époque, et elles serviront d'introduction à ce que je dirai ensuite pour répondre à la question proposée. Il était nécessaire de commencer par là, sur-tout pour ce qui regarde les Grecs et les Romains, parce qu'on est parti des ouvrages des médecins célébres chez ces peuples, pour établir que les maladies phlogistiques et bilieuses étaient plus communes alors qu'elles ne le sont de nos jours : phénomène constant, et dont j'ai donné la raison.

SECONDE PARTIE.

L'HOMME est dans une relation continuelle avec les objets qui l'environnent. Il est au milieu d'une infinité d'agens dont l'influence détermine sa manière d'être par rapport à la santé ou à la maladie. Depuis Hippocrate jusqu'à nous, les médecins et les philosophes se sont occupés à apprécier les effets de cette influence. Il n'y a pas d'observateur qui ne s'en soit assuré ; mais il n'est que trop vrai que cette connaissance n'a guère produit d'heureux résultats. Tous les agens extérieurs dont l'homme subit l'opération, impriment à son physique et à son moral certaines dispositions, qui, justement analysées, nous font connaître les causes des divers états par lesquels il passe, et qui, sans la considération de ces premiers ressorts de notre existence, deviennent inexplicables. L'influence du climat, de l'air, des alimens, même des lois et de la religion, etc., ne souffre point le moindre doute; de là tous les changemens que l'homme éprouve pendant sa vie, non-seulement dans son physique, mais encore dans son moral. De là, par conséquent, dépendent la santé et la maladie. En effet, l'air, la chaleur ou le froid, la sécheresse ou l'humidité, les alimens et les boissons, la situation des lieux, les affections morales, les lois et les diverses institutions sociales procurent à l'homme la force ou la faiblesse du tempérament, selon l'intensité de leur influence. Qu'on analyse le vrai et naturel effet de toutes ces choses, qu'on ouvre les fastes de l'histoire et ceux de la médecine, et l'on se convaincra qu'en dernier résultat leur action se réduit à imprimer au corps le cachet de la vigueur ou de la débilité. Ces deux extrêmes sont très-sensibles; mais à mesure qu'on s'en éloigne on voit diminuer, d'un côté la force, et de l'autre la faiblesse du tempérament. Les nuances, quoique par fois difficiles à saisir, sont en général appréciables à un œil observateur. Pour se convaincre de cette vérité, il suffit de parcourir en esprit le climat, la situation des lieux, la manière de vivre, etc., des peuples que nous connaissons. Nous apprenons d'Hippocrate que de son temps certains peuples de l'Europe étaient robustes, vigoureux, actifs, courageux; que les habitans des bords du Phase, étaient mous, flegmatiques; qu'en général les Asiatiques étaient lâches et efféminés; et que les Scythes, inconstans dans le travail et sans fermeté d'ame, étaient faibles et sans vigueur (1). Les habitans de la Castille et des pays élevés de Gênes, diffèrent notablement de ceux qui vivent aux pieds des Alpes et dans les contrées humides de la Hollande. On ne peut comparer les Perses sous Cyrus, avec le même peuple sous les successeurs de ce grand prince, qui rendirent cette nation méconnaissable. Qu'on cherche en Italie

(1) *Lib. de aere, locis et aquis.*

cette race dure de soldats rustiques, dont parle Horace, et dans la Grèce ces héros dont les exploits étonnans nous paraissent des fables. Ces deux pays ne présentent presqu'aucune trace de ces mœurs qui les rendirent si florissans. L'influence des alimens sur l'homme n'est pas moins évidente ; les nourritures animales donnent de la force et de la vigueur. Les animaux carnivores sont forts, nerveux, bien musclés, actifs, courageux. L'usage des nourritures végétales produit un effet diamétralement opposé : on peut facilement s'en convaincre soi-même journellement. Qu'on se rappelle la nourriture des Athlétes; et pour se rapprocher de notre temps, qu'on fasse attention à la différence des forces et du tempérament des Anglais, qui mangent beaucoup de viande, avec certains peuples Indiens, qui vivent uniquement d'alimens végétaux. On peut suivre très-loin ces comparaisons, que je crois superflu de multiplier ici.

L'action de toutes ces causes, que nous venons d'énumérer rapidement, est donc d'exciter l'énergie vitale, de développer les forces, et de donner à nos organes une activité et une vigueur considérables, ou de produire un effet contraire, selon leur nature et leur degré d'intensité. Ces effets déterminent un certain état dans les solides et dans les fluides, qui constitue la vigueur ou la délicatesse du tempérament. Dans le premier cas, tous les différens systèmes organiques dont l'économie se compose, remplissent avec une égale régularité les fonctions auxquelles ils sont destinés, quoique d'ailleurs l'activité et l'énergie de certains soit plus à la portée de nos sens que celles des autres.

Dans le tempérament délicat, les solides sont lâches, et les fluides appauvris et moins excitans. Les hommes doués du premier tempérament sont naturellement sujets aux maladies aiguës, et qui proviennent d'un excès de ton et d'irritation. Ces affections, où il est à remarquer que le sang joue un grand rôle par sa quantité et ses qualités, sont communément inflammatoires, simples, ou accompagnées de la phlogose de quelque partie. L'exubérance du système biliaire, comme nous l'avons vu plus haut, est affectée au même tempérament, et le plus souvent même la phlogose et la bile s'y trouvent réunies. Le contraire a lieu dans le tempérament faible et délicat : la santé y est chancelante et facile à se déranger pour des causes légères. Les hommes ainsi constitués sont naturellement disposés aux affections asténiques, et les maladies qui leur arrivent sont marquées par la perte plus ou moins grande des forces vitales. La sérosité et la pituite y abondent, le tissu cellulaire s'abreuve de lymphe outre mesure, le système astériel ne jouit point de cette puissance fougueuse et de cette activité qu'on observe dans le tempérament opposé. Dans quelques circonstances c'est la sensibilité nerveuse qui est extraordinairement exaltée ; mais le plus souvent l'affection des nerfs, le relâchement des solides, et la surabondance de la sérosité et de la pituite se trouvent ensemble d'une manière plus ou moins prononcée dans les maladies qui attaquent ces sortes de tempéramens. Pour me servir du langage de l'école, dans le tempérament robuste, le système sanguin, biliaire et musculaire prédominent sur tous les autres. Au contraire, dans le tempérament faible, l'action et l'énergie de ces systèmes sont fort diminuées, et ce sont les systèmes nerveux, séreux et muqueux, ou le systéme nutritif de Grimaud, qui jouissent d'une prédominance relative (1). Chacun de ces états

(1) Pour parler plus exactement, on devrait dire que quoique tout le corps partage l'affection morbifique, cependant, dans les maladies hipersténiques, l'intensité du mal prédomine dans les systèmes sanguin ou biliaire; et que dans celles de faiblesse, ce sont les systèmes nerveux et lymphatique qui, en général, sont particulièrement affectés et frappés d'inertie. Ajoutons à cela, qu'on se tromperait étrangement, si l'on croyait que lorsque les systèmes nerveux et lymphatique sont, comme on dit, prédominans, ils ont plus de force et d'activité que les autres systèmes : car c'est

entraîne avec lui une disposition qui incline le corps vers une classe de maladies dont la nature est analogue à cette tendance morbifique; ce qui a fait dire au célébre Grimaud, que les causes occasionelles qui font développer une maladie ne peuvent retirer du corps que les phénomènes qu'il contient en puissance. On voit par là que les affections phlogistiques et bilieuses, et autres modes d'hipersténie, sont l'expression de l'excès de ton ou d'excitement; et les affections nerveuses, séreuses, pituiteuses et autres modes d'asténie, celle du relâchement, de

---

précisément tout le contraire, et un peu d'attention suffit pour s'en convaincre. Ainsi, ce serait une erreur grossière de croire que dans la vieillesse, où le système veineux prédomine quelquefois, ce système jouit à cette époque d'une plus grande activité; que dans le diabetès les vaisseaux lymphatiques et les reins possèdent une plus grande force; que dans les sueurs abondantes des individus énervés, l'appareil exhalant jouit d'une plus grande énergie, etc., etc.

l'inertie, de la débilité où se trouve le corps. En général, la machine vivante nous présente sous deux caractères opposés la disposition à la maladie, et l'état morbifique déclaré. On connaît que les forces tendent vers l'excès, quand le sujet a les chairs fermes, la peau sèche, l'haleine chaude, le teint fleuri et souvent mêlé de jaune; le mouvement du sang véhément, les excrétions peu abondantes, et quelquefois supprimées, la chaleur prononcée et également repartie dans tout le corps, etc.

Au contraire, lorsque le corps est faible, lâche et délicat, les chairs en sont molles, les formes plus arrondies, la peau douce et humide, ou moelleuse, blanche et décolorée; les excrétions accrues, la chaleur peu considérable ou inégalement repartie, le pouls faible, mou, lent ou petit et fréquent; la face ni l'attitude du sujet n'annoncent point la fierté et le commandement, mais au contraire la pusillanimité et la faiblesse. Tels sont en général les principaux caractères de ce tempérament, où les forces sont en défaut. Lors donc que la santé est dérangée, si la diathèse est par excès de ton et de stimulus, les maladies affectent la forme phlogistique ou bilieuse ; et dans le cas contraire, le corps est nécessairement en proie à quelque affection asténique, telles que les pituiteuses ou pituitōso-nerveuses, etc. C'est en dernière analyse, à quoi reviennent toutes les considérations que font les physiologistes sur l'âge, le sexe, etc., relativement à la prédominance de tel ou tel système, avec cette seule différence, que leurs ingénieuses et magnifiques hypothèses s'éloignent souvent de la vérité que j'expose ici toute nue et sans ornemens. Au lieu de faire des ouvrages volumineux, dont le moindre défaut est souvent d'être remplis de brillantes inutilités sur la prédominance de tel et tel système organique dans les différens âges de la vie, ne vaudrait-il pas mieux s'attacher à quelque chose de positif, et dont l'esprit se rendit raison, qui tombât sous les sens, s'il était possible, *et qui fût fécond*

fécond en conséquences théoriques et pratiques, où l'imagination fût d'accord avec la raison. C'est ainsi qu'en faisant attention à ce qui se passe sous nos yeux, on pourrait dire que le jour de la vie a, comme les jours qui en font partie, son aurore, son midi et son couchant ; qu'à la naissance et dans l'enfance, les forces vitales sont peu considérables, qu'elles augmentent progressivement jusqu'au *medium*, qui en est le plus haut degré, et que passé ce terme elles décroissent jusqu'à leur entière extinction, que nous appelons la mort. En partant de ce principe, il n'y aurait plus qu'à faire de bonnes observations, et qu'à étudier pour cela les vraies souches primitives des maladies, la filiation des phénomènes vitaux, et leur dépendance mutuelle d'une cause commune. On rassemblerait ensuite tous ces faits épars, et on en formerait comme d'autant d'anneaux une chaîne continue, ainsi qu'on l'a fait pour les autres sciences ; en sorte qu'on put facilement reconnaître que tous ces faits, en apparence différens les uns des autres, sont néanmoins, par leur caractère fondamental, autant d'individus d'une même famille. Rien n'empêcherait, après avoir bien fixé les deux genres primitifs de maladie, d'admettre aussi des espèces dans chacun de ces genres; mais en évitant soigneusement de jamais blesser par ces divisions les rapports des effets avec leur cause. C'est pourquoi on rangerait ensemble toutes les maladies causées par un état identique, qui sont attachées à la même diathèse et qui sont vaincues par un même traitement. Par là on n'aurait que des causes vraies et naturelles des diverses maladies, et la médecine ne pourrait que retirer les plus grands avantages de cette méthode analytique et inductive, à laquelle les sciences exactes doivent le prodigieux accroissement qu'elles ont pris dans ces derniers temps.

Après cette digression, disons, pour nous renfermer dans la question proposée, que les affections catarrales tirent leur source du relâchement et de la faiblesse du corps. La preuve en est que ces maladies attaquent familièrement les individus faibles, les enfans, les vieillards et les femmes. Vérité encore confirmée par l'examen de toutes les causes qui les produisent; ce que nous verrons bientôt. On sait que ce sont les mauvaises nourritures, les alimens peu succulens, l'air humide, le froid, l'oisiveté, le défaut d'exercice, les boissons aqueuses et relâchantes, et enfin tout ce qui énerve le corps, qui détermine les affections pituiteuses ou catarrales. Le luxe et la mollesse, et toutes les choses qui relâchent la fibre et la rendent très-délicate et sensible, y disposent aussi éminemment; de telle sorte que le froid ou l'humidité, qui en sont les causes déterminantes les plus ordinaires, produisent presqu'inévitablement cet effet sur les individus que nous venons de désigner. Il est généralement reconnu que les causes énervantes et propres à relâcher le corps, favorisent singulièrement les affections catarrales. Les ouvrages d'Hippocrate, de Galien, de

Dulaurens, de Baillou, d'Huxham, de Rœderer et Wagler, de Lepecq-de-Laclo-ture, etc., etc., en sont la confirmation. Or, cette vérité est de la plus grande importance pour la solution de la question proposée par l'illustre académie de Dijon.

C'est principalement en automne et en hiver qu'on voit régner le génie catarral. Hippocrate répète souvent que la pituite augmente pendant l'hiver, et que c'est dans cette saison que les affections catarrales arrivent (1). Elles sont les fidelles compagnes des hivers doux, où règnent la pluie et les vents du midi, et attaquent sur-tout les sujets d'un tempérament humide, ainsi que les femmes et les vieillards (2). La même chose arrive, si une automne pluvieuse et accompagnée de vents du midi, succède à un été sec où

(1) *Hipp., lib. de nat. hom.*

(2) *Lib. de aere, aq. et loc., ibid. epid., lib.* 7 ; *Apho.* 12, *lib.* 3.

régnaient les vents du nord (1). Hippocrate ne laisse rien à désirer sur la nature des affections catarrales : il dit que si l'hiver est froid, les habitans des villes exposées aux vents chauds du sud, seron chargés de pituite, qui de la tête se jettera sur les entrailles, et y causera des troubles. En général, dit-il, la constitution de leurs habitans est lâche, les femmes y seront sujettes aux catarres ; aussi dans ces villes on verra peu de pleurésies, de péripneumonies, de fièvres ardentes et autres maladies aiguës, qui ne peuvent régner où le ventre est lâche (2). Il rapporte que les affections catarrales furent épidémiques pendant un certain hiver où les vents du sud régnèrent, et une autrefois par l'effet des pluies et des vents du midi, qui soufflèrent après les neiges (3). Il cite aussi une épidémie catarrale survenue pendant l'hiver à Perinthe (4). Le tempérament

---

(1) *Aphor.* 13, *lib.* 3.

(2) *De aere*, *aq. et loc.*

(3) *Epid.*, *lib.* 4.

(4) *Epid.*, *lib.* 6, *sect.* 7.

des habitans des bords du Phase et des peuples Nomades, qui vivaient dans un air épais et humide, était évidemment pituiteux.

Les passages d'Hippocrate que je viens de rapporter, reviennent à dire que l'air froid, et sur-tout l'air humide, relâche le corps, engendre la pituite, et détermine les catarres, particulièrement chez les individus disposés à l'asténie, et que ces mêmes individus sont en quelque sorte à l'abri des maladies inflammatoires et bilieuses, qui ne peuvent s'établir que chez des sujets d'une constitution opposée à la leur, c'est-à-dire, ferme et robuste. Galien dit dans le même sens que les fièvres inflammatoires sont en quelque sorte incompatibles avec la faiblesse du corps.

Celse s'exprime ainsi, relativement aux causes des catarres : » *Cavere meridianum* » *solem, matutinum et vespertinum frigus; itemque auras fluminum atque* » *stagnorum; minimèque nubilo cœlo,* » *soli aperienti se committere, ne modò* » *frigus, modò calor moveat; quæ res* » *maximè gravedines distillationesque con-*

» *citat* (1) ». Mercurialis met le chaud et le froid au nombre des premières causes du catarre : » *in causis externis commemoratur primò aer calidus et humidus, frigidus et humidus, etc.* (2) ». Le même auteur ajoute dans le même chapitre : » *quasi parens catharri nullus alius fuerit, quàm luxus* ».

Etmuller décrit ainsi l'épidémie catarrale qui se manifesta dans le mois d'octobre 1675 : » *Quoad morbum, qui hactenùs epidemicè grassatus fuit, observatum quod universi anni tempestas fuerit admodùm inæqualis, seu inconstans, imprimis æstas pluviosa, indèque aquarum repetitæ inundationes, cum spirantibus crebrioribus zephiris in principio septembris, circà equinoxium nebulæ spissiores auroram obscurabant, circà meridiem claro solis splendore denuò illucescente, ut tandem*

---

(1) *A. Corn. Celsi med.*, *lib.* 1, *cap.* 2. *Vid. artis medicæ*, *Haller.*

(2) *Med. Prat.*, *lib.* 1, *cap.* 27.

» *pluviosum et humidum tempus super-*
» *veniret*, *etc.* (1) ».

Fernel, en parlant des causes des catarres, s'exprime de cette manière : » *Causæ generales*, *humidior victus*, *intemperies frigidior*, *capitis imbecillitas.* » *Causæ moventes*, *copia gravans*, *frigus exprimens*, *æstus colliquefaciens*, » *perturbans exercitatio vel animi pathema* (2) ».

Dans l'épidémie pituiteuse décrite par Rœderer et Wagler, les causes prédisposantes et concomitantes affaiblirent beaucoup les sujets; mais l'humidité de l'atmosphère fut la cause la plus générale. » *Universalium causarum altera referri* » *potest ad tempestatem humidam. Indè* » *enim à mense Julio ad usque epidemiæ* » *mucosæ nativitatem rarò cælum serenum* » *fuit*, *ut plurimùm nubilum*, *obscurum*, » *pluviosum* (3) ».

---

(1) *Oper.*, *tom.* 1, pag. 599.

(2) *Lib.* 5, *cap.* 4.

(3) *Tract. de morbo muco*, *morbi mucosi generaliora*, pag. 40.

Lepecq-de-Lacloture, qui a eu souvent occasion d'observer des épidémies catarrales, regarde aussi le froid et l'humidité de l'atmosphère comme une des causes les plus puissantes. Ces maladies sont comme endémiques à Rouen, dont l'atmosphère est habituellement humide, souvent impregnée de brouillards (1). La situation de cette ville qui est ouverte au sud et à l'abri du vent du nord, favorise singulièrement le développement des affections catarrales. C'est ce qu'observe Hippocrate sur une telle exposition (2). Les journaux de médecine, rédigés par Vandermonde et ensuite par Roux, contiennent la description de vingt-trois épidémies, dont sept régnèrent à Paris, quatorze à Lille en Flandre, et deux dans d'autres lieux, rapportées par Darlue et Desmars, qui ont toutes été causées par le froid et l'humidité de l'air dans l'espace de huit

(1) Lepecq-de-Lacloture, observations sur les maladies épidémiques.

(2) *De aere, aq. et loc.*

ans (1). Il faut remarquer que le sol de Lille est assez bas, que l'atmosphère y est naturellement humide, et souvent chargée de brouillards, et que les pluies y sont fréquentes, ainsi que les vents du sud et de l'ouest (2). Cela explique pourquoi les affections catarrales sont plus communes à Lille qu'à Paris; car l'air est plus sec dans cette dernière ville que dans l'autre (3).

L'influence du froid et de l'humidité dans la production des maladies catarrales, est donc démontrée par tout ce que je viens d'exposer. Si l'on en désirait une plus ample confirmation, on trouverait de quoi se satisfaire dans les ouvrages de Dulaurens (4), de Baillou (5), de Syden-

---

(1) *Vid.* les journaux de Médecine de Paris, depuis l'année 1756 jusqu'en 1765.

(2) Boucher, *vid.* journal de Médecine, tom. 7.

(3) Cotte, traité de Météorol., pag. 505.

(4) Chap. du catarre.

(5) *Oper.*, *tom.* 1. *Ibid.*, *epid. et ephem.*, *lib.* 2.

ham (1), d'Huxham (2), de Malouin (3), de Loew (4), de Zimermman (5), de Beylie (6), de Cleghorn (7), de Lorry (8), de Geoffroi (9), de Didelot (10), de Thion (11), de Jadelot (12),

---

(1) *Epid. de anno* 1679.

(2) *Obs. de aere et morb. epid.*

(3) Hist. des malad. épid., etc. Mém. de l'acad. des sciences, années 1746, 1748, 1750, etc.

(4) *Hist. feb. catar., epid. an.* 1729.

(5) Traité de l'exp., tom. 2, pag. 254.

(6) Méthod. génér. de traiter les rhumes.

(7) Journal des savans, 1756.

(8) Constit. épid. de l'an 1775.

(9) Constit. épid. des an. 1777, 1778, 1787, 1788, 1789, etc.

(10) Topographie de la Voge, par Didelot.

(11) Mémoires de la société de Médecine de Paris, an 1789.

(12) Mém. sur la Lorraine.

de Saillant (1), de Bonté (2), etc., etc., qui contiennent des observations exactement conformes aux passages des auteurs que j'ai rapportés. Or, la connaissance des causes qui prédisposent et déterminent les catarres, est ici du plus grand poids; et c'est pour cette raison que j'ai insisté beaucoup sur ce point. Car, s'il est constant, et si tous les médecins vraiment observateurs s'accordent à dire qu'un air froid et humide, ainsi qu'un air chaud et humide, diminuent l'énergie vitale, relâchent les solides, affaiblissent l'impression stimulante des fluides, et amènent les maladies catarrales, il s'ensuit naturellement que ces dernières sont l'expression de la faiblesse où ces causes jettent la machine. D'ailleurs, il est manifeste que si l'air pur et sec, comme on n'en peut douter, est un des plus puissans excitans de l'économie vivante, l'air humide

(1) Tableau hist. des épid. catar.

(2) Mém. de Bonté, inséré parmi ceux de de la société de Médecine de Paris, année 1789.

mide doit produire sur elle un effet tout contraire. De plus, il est reconnu, comme nous l'avons déjà remarqué, que les enfans, les femmes et les vieillards, et en général toutes les personnes d'une constitution faible et délicate, sont les plus facilement affectées de catarre; ce qui explique comment on retire de si grands avantages des toniques et des cordiaux dans le traitement de ces sortes de maladies.

On voit que les affections catarrales ont existé dans tous les temps, et qu'elles se sont toujours montrées à la suite et par l'effet des causes précitées. Si l'on en croit Leclerc, dans l'explication qu'il donne d'un passage énigmatique de Salomon, le prince des sages a parfaitement connu que les vieillards sont naturellement prédisposés aux catarres. Platon se plaignait qu'ils étaient plus communs dans son temps qu'auparavant; ce qu'il attribue » à la vie molle et fainéante des Athéniens (1) ». Hippocrate traite de ces sortes de maladies dans la

(1) *Plat.*, *de rep.*, *lib.* 3.

plupart de ses ouvrages. *Vid. lib. de humorib.; de nat. hom.; de locis in hom.; de morb. popul.*, *lib.* 3 *et* 6; *de prisc. med.; de flatib.; de morb.*, *lib.* 2; *aphor.*, *lib.* 3 *et* 5, *etc.* Les autres anciens les ont pareillement connues, ainsi qu'on peut le voir dans Celse, *med.*, *lib.* 4, *cap.* 2; Alex. Trall., *lib.* 5; Cœlius Aurel, *morb. chronic.*, *lib.* 2, *cap.* 7; Plin., *hist. nat.*, *lib.* 20, 23, 24, 25, *etc.*; Aetii, *tetr.*, *sermo* 4; Galen, *comment. in aphor.*, *lib.* 3; *de sympt. caus.*, et dans plusieurs autres livres. Ces maladies ont donc, je le répète, existé de tout temps, et elles ont toujours eu les mêmes causes, la même marche et les mêmes caractères. Il ne s'agit plus maintenant que de déterminer pourquoi elles sont aujourd'hui plus fréquentes qu'anciennement. Mais avant de traiter cette matière, il est nécessaire, pour compléter l'histoire des affections catarrales, de dire quelque chose de la phlegmasie des membranes muqueuses, qui est un autre espèce de catarre.

Les affections catarrales dont nous avons parlé jusqu'ici, sont celles que les anciens appelaient *Catharrus frigidus*. La phlegmasie des membranes muqueuses est une espèce de catarre bien différente de l'autre, par ses causes, sa nature, sa marche, et par le traitement qu'elle réclame. Ce sont les sujets vigoureux, jeunes et bien constitués qui en sont plus familièrement attaqués. Hippocrate (1), Sydenham (2), Lancisi (3), Bouillet (4), Bajon (5), Stoll (6), Villar (7),

---

(1) *De aere, aq. et loc.*

(2) *Med. prat., tuss. epid., an.* 1675, 1679.

(3) *Epid. rheumat., quæ cum acut. febr. romæ pervagata est hyeme presertim an.* 1709, *etc.*

(4) Journal des savans, an 1737.

(5) Mém. pour servir à l'histoire de Cayenne et de la Guyane française.

(6) *Ratio. med., tom.* 3, *epid. catharr. de an.* 1777.

(7) Topographie du Champsaur.

Selle (1), Brown (2), Cullen (3), Veikard (4), Geoffroy (5), Bichat (6), Pinel (7), et autres médecins, que j'ai cités plus haut, ont reconnu ces catarres phlogistiques, qui ne sont autre chose qu'un état légérement inflammatoire, prédominant dans les membranes muqueuses. Les causes qui prédisposent le corps à ces catarres, et qui les déterminent, sont la plethore, la bonne chère, les boissons spiritueuses, les vents du nord, la chaleur qui succède au froid, etc., etc. Certains ont pensé que des miasmes âcres et irritans répandus dans l'atmosphère, sont la cause la plus fréquente de ces

(1) *Rudiment. Pyret.*

(2) *Elem. med., hist. catharri.*

(3) Med. prat., liv. 5, chap. 1.

(4) *Elem. di medicina., tom.* 1, *parte seconda, cap.* 11.

(5) Constit. épid. de l'an. 1786, etc.

(6) Anat. générale, tom. 4.

(7) Nosograph. philos., chap. des phlegmasies.

catarres. Jacob Keill et Weikard ont eu cette opinion (1). Il paraît que l'affection catarrale qui se répandit avec tant d'impétuosité en l'an 1588, et qui a été décrite par Bokel; celle qui parut en Europe en 1733, et dont Hahn a donné la description, et celle appelée *influenza*, qui fit tant de ravage en 1782, étaient produites par une semblable cause. Au reste, quelle que soit la nature de ce miasme, le catarre qu'il fait développer prend le caractère phlogistique chez les sujets prédisposés à cet état, et le caractère asténique chez les individus faibles et valétudinaires.

Bichat dit que toutes les causes qui irritent les surfaces muqueuses, dé-

---

(1) *Keill*, *tentam*, *medico-physi.*, *etc.* 4.° cité par Weikard; *elem. di medicina pratica*, *tom.* 1, *fasc.* 2; Perkins (mém. sur les fièv. cat. épid.); et Coquereau (mém. de la société de méd. de Paris, an 1779), ont observé des épidémies catarrales, qu'ils ont attribuées à une semblable cause.

terminent de véritables catarres (1). Schwediaur avait fait avant lui la même observation relativement à la gonorrhée. La respiration de l'acide muriatique a eu causé des rhumes à M.r Vauquelin (2).

Les catarres inflammatoires règnent le plus souvent dans les printemps chauds qui succèdent à un hiver rigoureux. On voit alors dans les animaux, dans les végétaux et sur toute la surface de la terre, un air de fraîcheur et de force qui frappent les yeux les moins attentifs. Geoffroy, Tourtelle, et beaucoup d'autres médecins, ont observé dans cette saison des catarrés inflammatoires déterminés par les premières chaleurs. Hippocrate n'ignorait point que la chaleur qui succède au froid cause des affections catarrales (3). *Tissot* et *Moneta* ont fait la même observation.

---

(1) Anatom. génér., tom. 4, p. 446, *et seq.*

(2) Bichat, ouvrage cité.

(3) *De morb. sacro.*

Mais c'est à tort qu'on attribue au froid seul la production de ces catarres, qui ne sont jamais amenés que par la chaleur subséquente qui agit alors d'une manière très-forte. De même aussi lorsqu'on est disposé à la phlogose, la réaction qui suit l'application du froid, détermine les catarres et autres phlegmasies. J'ai eu occasion de voir un grand nombre de ces maladies, sur-tout en Allemagne pendant l'hiver, et j'ai observé qu'elles se déclaraient presqu'inévitablement lorsque des personnes engourdies par le froid se précipitaient dans des chambres échauffées; tandis qu'en ne s'exposant que graduellement à la chaleur, on était à l'abri des catarres et autres maladies semblables. Personne n'ignore qu'on peut produire à volonté des inflammations à la peau, en exposant à un certain degré de chaleur une partie engourdie par le froid. Les érésipèles produits par cette cause ne sont pas rares, et j'en ai vu plusieurs exemples. Gilibert dit avoir traité, dans l'espace de quatre ans, plus de cent malades attaqués d'érésipèle, que la chaleur du soleil avait déterminé (1). Sauvages dit que la chaleur du soleil qu'il éprouva sur les mains pendant l'espace d'une demi-heure, lui causa un érésipèle dont les seules parties frappées par les rayons solaires furent atteintes (2).

Au rapport de Clerc, en Russie le peuple se précipite d'un bain de vapeur dans l'eau froide. Si le froid, en supprimant la transpiration, causait les catarres, ainsi qu'on le prétend, il n'est pas douteux que le peuple Russe ne dut fréquemment en être atteint. Cependant ce n'est pas chez lui que ces affections exercent leurs ravages, tandis que les seigneurs et les autres personnes de distinction, qui, en sortant du bain, se mettent soigneusement au lit, sont précisément la proie des catarres et des fluxions (3); ce qui dé-

(1) *Elem. di med. fundati sulla sperienza*, tom. 1, pag. 160, par Weikard.

(2) Dissert. sur les effets de l'air sur le corps humain, insérée parmi les mém. de l'acad. de Bordeaux.

(3) Clerc, hist. nat. de l'homme malade, tom. 2, p. 25, *et seq.*

montre que la chaleur qui agit après le froid, ou si l'on veut la réaction du corps lorsque le froid cesse, sont les véritables causes des catarres phlogistiques. Brown dit à ce sujet : » *catharrus » æstate toties incidens, ubi sexcenties » causa ejus à frigore suprà repeti nequit, » à calore potest, contagiosus numquam, » communis sæpè, frigoris egens, non » omninò frigori, calori protinùs suc- » cedens, res mulieribus vetulis, calceo- » rum et aliis vestis sutoribus, item lippis » et tonsoribus notæ, scribentibus et do- » centibus medicis, ignotæ, observatio- » nem eamdem firmant* (1). Weikard dit aussi dans le même sens, que la chaleur des chambres échauffées suffit pour produire les catarres inflammatoires chez les personnes qui viennent d'être exposées au froid : » *Chi mai si trova libero dal » dolor di capo e da raffreddori allorche nel » tardo autunno per la prima volta si » riscaldano le stanze? Ne è per cio » necessario che si sorta di casa. Rima-*

(1) *J. Brunonis elem. med.*, § CDXI.

» *nendo nella camera si viene assalliti* » *dal raffreddore tostoche si mette il* » *fuoco nella stuffa* (1). Ceux qui ont observé de près la source et les progrès des catarres inflammatoires, ne peuvent que goûter la justesse de ces vues. L'action du froid seul ne peut jamais produire que les catarres asténiques.

Il est bien reconnu que le régime rafraîchissant ou anti-phlogistique, est le remède de ces catarres. Zimmerman en rapporte un exemple frappant (2). Ainsi, ce que dit Stoll des fièvres catarrales, qu'il regarde comme les avant-coureurs des fièvres inflammatoires, doit s'entendre des catarres hipersténiques, qui ne diffèrent de ces maladies que par le siége et par le degré de violence (3). Telles sont les différentes espèces d'affections catarrales : on voit qu'elles affectent telle ou telle nature, selon la disposition des sujets qui en sont attaqués, et selon les causes qui les produisent.

---

(1) *Vid. prospetto, etc., traduz. dal Tedesco.*

(2) Traité de l'exp., tom. 3, p. 327.

(3) *Stoll, rat. med.*, tom. 3, p. 28.

TROISIÈME PARTIE.

De l'influence du climat sur la fréquence des Catarres.

Nous avons vu que l'air froid, l'air humide, et les alternatives de froid et de chaud sont les causes les plus ordinaires des affections catarrales. Il ne reste plus qu'à savoir si le froid et l'humidité règnent plus qu'autrefois dans nos climats. Or, tout le monde convient que les saisons sont de plus en plus irrégulières, et que les vicissitudes de l'atmosphère vont toujours en augmentant. Les personnes âgées assurent avoir observé ce changement. Du temps d'Hippocrate, le retour des saisons était en général assez fixe (1). Il dit que le

(1) *Lib. de humorib.*

printemps était la saison la plus saine et la moins funeste aux malades (1). Aujourd'hui le retour des saisons est fort irrégulier, et dans certains endroits, où l'on a fait le tableau des malades et des morts dans les différentes saisons, on s'est convaincu que le printemps est la saison la plus meurtrière (2). Or, rien n'est plus propre à produire les catarres que l'irrégularité des saisons et les changemens de l'atmosphère.

En rapprochant différens passages des anciens, on voit que divers climats étaient autrefois plus doux et moins froids qu'ils ne sont de nos jours. Virgile dit, en parlant de l'Italie : » là règne un printemps continuel, et l'été étend sa durée » aux dépens des autres saisons. *Hìc » ver assiduum, atque alienis mensibus æstas*

(1) *Aphor.*, *lib.* 3, § 6.

(2) *Soll*, *rat. med.*, tom. 1, p. 189.

A Marseille, l'automne est la saison la plus salubre, et l'été la plus meurtrière. *Vid.* la topographie de Marseille, par Raymond.

» *æstas* (1) ». Horace dit à peu près la même chose du climat de Tivoli et de Tarente : il écrit à Septimus qu'il désirerait passer ses jours aux environs de ces deux villes, où le printemps est long et l'hiver doux. » *Ver ubi longum tepidasque* » *præbet Jupiter brumas* (2) ». Au rapport de Tacite, les froids étaient pareillement modérés en Angleterre (3).

Si l'on en croit Strabon, la zone torride était autrefois inhabitable à cause de la grande chaleur qu'il y faisait (4). Tel était aussi le sentiment de Pline (5), de Ciceron (6), de Virgile (7), et de Geminus, philosophe Grec. Si l'on rapproche certains passages de César et de Julien, il paraît

---

(1) *Georgicorum*, *lib.* 2.

(2) *Horat.*, *lib.* 2, *od.* 4.

(3) *Agric. vit.*, § 12.

(4) *Strab.*, *rerum geographicarum*, *lib.* 2.

(5) *Lib.* 2, *cap.* 68.

(6) Songe de Scipion.

(7) *Georg.*, *lib.* 1.

hors de doute que la chaleur dans la Gaule était autrefois plus forte qu'elle ne l'est aujourd'hui. Les Gaulois, pour s'en garantir, bâtissaient leurs maisons dans le voisinage des forêts et des rivières : c'est ce que nous apprend César, en racontant comment Ambiorix échappa aux Romains. » *Hoc eo factum est, quod ædificio circumdatà sylvâ (ut sunt ferè domicilia Gallorum, qui, vitandi æstùs causà, plerumque sylvarum ac fluminum petunt propinquitates), comites familiaresque ejus angusto in loco equitum nostrorum vim paulisper sustinuerunt* » (1). L'empereur Julien, qui passa deux hivers à Paris, dit que *cette saison y est assez douce*........ Qu'on voit dans son territoire de bonnes vignes et même des figuiers. Pendant le séjour qu'il fit à Paris, *un froid extraordinaire couvrit la rivière de glaçons* (2). Ce qui n'est certainement pas rare de nos jours.

---

(1) *Cæsaris comment., lib. 6.*

(2) Voyez la vie de l'empereur Julien, p. 124 et suivantes, par de la Bletterie.

Il paraît également certain que du temps de l'empereur Probus, le climat de l'Angleterre était favorable à la culture de la vigne, et par conséquent plus chaud qu'aujourd'hui (1). On cite pareillement plusieurs endroits de la France septentrionale, qui produisaient d'excellens vins; tandis qu'aujourd'hui il n'y en croît que de très-mauvais, à raison du froid qui y règne; et d'autres où la vigne était cultivée, et où elle ne peut plus l'être (2). L'abbé Rozier rapporte un passage de l'histoire de Mâcon, qui prouve que depuis 1550, le froid a tellement fait des progrès dans ce pays, que les raisins muscats n'y peuvent jamais, faute de chaleur, parvenir à une juste maturité. L'auteur anonyme du mémoire inséré dans le journal de physique précité, rapporte beaucoup d'autres faits qui prouvent que depuis

(1) Hist. d'Angleterre, *in*-4.°, tom. 1, *lib.* 1, p. 60.

(2) Journal de physique, an 1774; cours complet d'agriculture, par Rozier, tom. x, art. vigne.

deux cents ans la chaleur du climat diminue en quantité (1). Je sais qu'on peut nous opposer des passages des anciens, qui sembleraient prouver que le froid était autrefois plus considérable que de nos jours. Mais de quel poids peuvent être quelques phénomènes isolés, ou que même la prévention aura fait mal juger, contre une masse de faits comme celle dont j'appuie mes inductions ?

La chaleur n'est assurément pas assez forte en France, pour que les habitans aillent, comme faisaient autrefois les Gaulois, s'établir sur les bords des rivières et au voisinage des forêts, afin d'éviter l'ardeur du soleil. Du temps de Julien, les causes locales qui pouvaient augmenter le froid n'empêchaient point que l'hiver ne fut doux à Paris. Aujourd'hui il est ordinairement rude, et la Seine fréquemment gelée.

Busching, dans sa géographie, dit que le Groenland produisait autrefois de très-bon froment dans certains endroits; et

(1) Journal de physique, *loc. cit.*

que les anciens écrits Islandais rapportent que le blé était cultivé en Islande jusqu'au quatorzième siècle, où les habitans en abandonnèrent la culture (1). Toaldo, Legentil, Rozier, Cotte, etc., ont également prouvé que le froid va en augmentant (2).

Si l'on consulte les observations consignées dans les annales de la physique, on y trouve de nouvelles preuves de cette vérité, que d'ailleurs l'invention du thermomètre a clairement démontrée. Depuis l'année 763 jusqu'en 1507, il y a eu à Paris dix-neuf hivers mémorables; depuis 1507 jusqu'en 1702, on compte vingt-un hivers mémorables; depuis 1709 jusqu'en 1751, il y a eu neuf hivers mémorables, et le nombre total des degrés de froid dans ces hivers, s'est élevé à 110. Depuis l'année 1753 jusqu'en 1799,

---

(1) *Vid.* journal de physique, an 1774.

(2) Journal de physique, an 1775; traité de météorologie, par M. Cotte; dissertation sur la météorologie, etc., par Toaldo; hygiène par Tourtelle.

c'est-à-dire dans un autre espace d'environ cinquante ans, il y a eu vingt hivers mémorables, et le nombre total des degrés de froid s'est élevé à 232 (1). Par où l'on voit clairement qu'il n'est pas douteux que le froid total n'ait été toujours en augmentant. Les recueils Hollandais, cités par Vanswinden, prouvent pareillement que depuis 554 jusqu'en 1514, il y a eu en Hollande quarante hivers rigoureux ou mémorables; tandis que depuis 1543 jusqu'en 1648, on en trouve jusqu'à treize (2).

L'augmentation de l'humidité de l'air est un autre fait démontré par les observations des physiciens modernes. (*Vid.* Toaldo, Cotte, Tourtelle). Toaldo a reconnu dans la Lombardie que les jours pluvieux et obscurs se multiplient, et que le scorbut est plus commun (3). Cette

(1) Journal de physiq., année 1799.

(2) *Vid.* les lettres de Henri Vanswinden, journal de physiq., tom. 7.

(3) Journal des savans, novembre 1773.

augmentation de l'humidité et du froid de l'atmosphère, ne serait-elle pas en grande partie cause de la fréquence du scorbut dans les derniers siècles ?

Je ne pense pas qu'on doive précisément calculer le degré d'humidité par la quantité de pluie qu'il tombe sur la terre ; car il est très-commun d'observer des jours évidemment humides, et qui ne sont point pluvieux.

Les ouvrages des infatigables observateurs Toaldo et Cotte m'avaient appris surement que la constitution de l'air est beaucoup plus humide qu'autrefois. J'ai fait moi-même des recherches à ce sujet, et voici leur résultat. J'ai calculé le nombre des mois secs et des mois humides qui ont eu lieu dans un certain nombre d'années à Paris et à Lille en Flandre. J'ai trouvé qu'il y a eu à Paris, pendant les années 1757, 1758, 1759, 1760 et 1761, vingt-six mois de sécheresse, et douze mois d'humidité. Pendant les années 1780, 1781, 1782, 1783 et 1784, c'est-à-dire dans un même espace de temps, et vingt ans après, il y a eu vingt-cinq mois de sécheresse, et trente d'humidité; différence qui, comme on voit, est très-grande.

Le nombre total des mois secs et des mois humides qui ont eu lieu à Lille pendant les années 1758, 1759, 1760, 1761 et 1762, est de vingt-deux mois de sécheresse et de vingt-cinq mois d'humidité. Pendant les années 1765, 1766, 1767, 1768 et 1769, le nombre total s'est élevé à vingt-un mois de sécheresse et vingt-neuf d'humidité. Enfin, pendant les années 1780, 1781, 1782, 1783 et 1784, il y a eu sept mois de sécheresse et quarante-deux mois d'humidité. Je n'ai point fait entrer dans ce nombre de mois secs et de mois humides, ceux pendant lesquels la sécheresse ou l'humidité étaient légères, non plus que les mois variables. Si je n'ai pas poussé mes recherches plus loin, c'est que les matériaux m'ont manqué, ou que je n'ai pas toujours trouvé dans les journaux de Médecine où j'ai puisé, le résultat des observations hygromètriques.

J'ai comparé également les observations

météorologiques faites à Toulouse par Marcorelle depuis 1747 jusqu'en 1756 (1), avec celles qu'a faites M.r Gounon cinquante ans après (2). Le premier a observé que les vents d'ouest, de nord-ouest et de sud-est étaient dominans. M.r Gounon nous apprend que le vent de nord-ouest domine beaucoup. Marcorelle avait calculé que le nombre des jours humides et pluvieux était au nombre des jours secs comme 1 est à 5. Dans les observations de M.r Gounon, les jours pluvieux seulement sont à la totalité des jours de l'année, comme 110 à 365, sans y comprendre les jours humides, qui dans ce pays sont fort communs. A la vérité, le nombre des jours pluvieux a un peu diminué depuis que M.r Gounon a fait ses observations; mais, d'un autre côté, les jours secs sont fort rares.

Tous ces faits montrent évidemment que l'humidité de l'atmosphère augmente de

---

(1) Mém. des savans étrangers, tom. 3.

(2) Mém. de l'acad. de Toulouse, tom. 4.

plus en plus. Or, nous avons prouvé dans la seconde partie de ce mémoire, que le froid et l'humidité de l'air sont les causes ordinaires des affections catarrales. Donc, si le froid et l'humidité ont été en augmentant, ainsi que nous venons de le voir, il n'est pas douteux que cette progression ne produise le double effet de diminuer le nombre des maladies hipersténiques, et d'augmenter celui des affections catarrales. L'air froid et l'air humide affaiblissent le corps, et conséquemment le rendent moins susceptible des maladies hipersténiques; tandis que d'un autre côté la débilité du système favorise le développement des maladies pituiteuses ou catarrales. Il faut ici remarquer deux choses : 1.° que le climat de la Grèce et de l'Italie était en général chaud et sec, et que l'air y était pur; circonstances qui devaient contribuer pour beaucoup à la fréquence des affections phlogistiques et bilieuses, et en même temps à une plus grande rareté des maladies catarrales. 2.° Que quand bien même le froid et l'humidité frapperaient des hommes robustes et habitués à l'inclémence des saisons, comme nous avons vu que l'étaient les anciens, il n'en résulterait pas aussi facilement des maladies catarrales ; parce qu'ils résisteraient plus que d'autres à l'influence des causes débilitantes. Les pores se tiennent toujours ouverts dans les sujets robustes ; ils ne se ferment alors que chez les individus faibles (1). Quant aux sujets doués d'une riche constitution, que j'ai dit être exposés aux catarres inflammatoires, par l'effet des alternatives du froid et de la chaleur, ainsi que par celui des miasmes âcres répandus dans l'air, il faut observer qu'en général cela ne doit s'entendre que de ceux qui ne sont point habitués à une vie rude et aux vicissitudes de l'atmosphère. L'expérience prouve la justesse de cette observation. Il est de fait que les campagnards robustes, ainsi que toutes les personnes accoutumées à une vie

(1) Zimmerman, de l'exp., liv. 5, pag. 326 ; Cabanis, mém. sur les temp. acquis ; Bosquillon, méd. prat. de Cullen, tom. 1, pag. 71, etc., etc.

dure et exercée, sont bien plus rarement attaquées de ces sortes de catarre que les habitans mêmes vigoureux des villes, qui vivent d'une manière moins active et plus molle. Ainsi, de nos jours, où, comme je le ferai voir, l'homme mène une vie moins active, plus délicate et plus sensuelle, il doit être plus sujet aux affections catarrales, tant hipersténiques qu'asténiques; mais particulièrement à celles du dernier genre. En effet, le froid et l'humidité, sur-tout s'ils sont secondés par une vie molle et par une constitution délicate, relâchent les solides, et engendrent la sérosité et la pituite. Or, toutes ces causes sont réunies de nos jours. Les mœurs ont dégénéré comme le climat, la mollesse a fait des progrès effrayans. Au lieu de fatiguer le corps, on n'est occupé qu'à le flatter. Une vie dure, active et exercée n'est l'apanage que de quelques individus, qui sont eux-mêmes affaiblis par le défaut de bonnes nourritures. Comment se pourrait-il dans cet état de choses, que les maladies que le froid, l'humidité et les vicissitudes de l'atmosphère engendrent, ne fussent point communes ? Si, comme je l'espère, je prouve dans ce mémoire qu'en général nous sommes inférieurs à nos ancêtres en vigueur et en énergie, on sera forcé de convenir que ces trois causes, l'augmentation de l'irrégularité des saisons, du froid et de l'humidité de l'air, doivent rendre beaucoup plus fréquentes les affections catarrales. En effet, tout corps sujet par la nature de son tempérament à quelque maladie, sera facilement affecté et dérangé par une constitution de l'air conspirante avec la nature de son tempérament; de même que si le tempérament naturel est opposé à la constitution de l'air, le corps, loin d'en être dérangé, ne s'en trouvera que mieux, l'excès opposé de l'un contrebalançant l'excès opposé de l'autre (Hippocrate, Galien, Paul d'Egine, Oribase; *vid.* Clerc, hist. nat., etc., ect.). C'est sur ce principe qu'est fondée l'utilité du changement d'air et de climat, soit pour corriger les vices du tempérament, soit pour guérir les maladies. C'est ainsi qu'en général les jeunes gens et les personnes robustes se trouvent bien de l'hiver, et nullement de l'été; et qu'au contraire, les enfans, les vieillards, les individus faibles, leucophlegmatiques, pituiteux, reçoivent la santé et les forces au retour de la belle saison et de la chaleur, tandis que leurs maux augmentent et se terminent d'une manière funeste pendant l'automne et l'hiver. C'est aussi dans ces dernières saisons que les catarres froids, et toutes les maladies que produit la diminution des forces, se manifestent plus particulièrement. La nature qui se ranime au printemps, et qui semble renaître, se pare insensiblement des grâces et de la fraîcheur de la jeunesse; en été, elle est dans toute sa force : c'est alors qu'elle donne ses plus beaux fruits, comme aussi c'est au midi de nos années que nous jouissons de la plus grande vigueur à laquelle nous puissions arriver. Viennent enfin l'automne et l'hiver, où la nature, après avoir perdu graduellement sa force avec ses charmes, ne nous paraît plus que sous la figure d'un vieillard qui ne conserve qu'un reste de force et de vie; même changement dans l'homme, avec cette seule différence, que quand il cesse d'être, c'est pour jamais.

Nos ubi decidimus. . . . . pulvis et umbra sumus (1).

L'examen des causes qui ont produit ces grands changemens dans la régularité des saisons et dans la température de l'atmosphère, vient naturellement se placer ici. Mais les causes premières sont si obscures ; il est si difficile de saisir leur liaison et de démontrer leurs rapports avec les phénomènes qui frappent nos sens, que ce n'est qu'avec la plus grande défiance de mes forces, que j'entrerai dans un si vaste sujet.

Le célèbre Buffon pensait que la terre et les autres planètes ont, dans l'origine des choses, appartenu au soleil, dont elles avaient été séparées par un choc violent ; qu'elles étaient brûlantes et dans un état de liquéfaction totale, produite par la chaleur ; que peu à peu les planètes se sont refroidies, et que le soleil s'éteindra comme

---

(1) *Horat.*, *lib.* 4, *od.* 6.

*

elles, faute de matières combustibles, etc. (1). L'opinion de ce grand homme était fondée sur l'aplatissement de la terre et sur la chaleur intérieure du globe, supposée indépendante de celle du soleil. Je ne serais pas éloigné de croire que les mémoires de Mairan sur le feu central et le passage de la comète de 1680, qui fut si près du soleil, que Newton la croyait destinée à y tomber, aient fait naître à Buffon l'idée de son ingénieuse hypothèse. Quoi qu'il en soit, ce même aplatissement étant commun à Jupiter, Buffon se crut autorisé à avancer que tous les autres globes célestes étaient pareillement aplatis, et que s'ils ne présentaient point le même phénomène, on devait l'attribuer à ce qu'ils sont vus de trop loin, et que cet aplatissement est trop petit, pour avoir une dimension appréciable par nos mesures. Leibnitz avait une idée dont celle de Buffon se rap-

---

(1) Buffon, théorie de la terre.

proche beaucoup. Il considérait les planètes opaques comme des soleils éteints ; et la disparition des étoiles comme la fin de leur incendie (1). Bailly pensait aussi que bien des étoiles avaient perdu une grande partie de leur feu, et que d'autres étaient entièrement éteintes ; il allait même jusqu'à dire que celles dont la lumière est blanche, doivent être celles où l'incendie est le plus violent ; et que celles dont la couleur est rouge ou iris, ont un feu plus faible (2). Il croyait, comme Buffon, que les planètes ont perdu graduellement, mais inégalement leur feu ; que les grandes, comme Jupiter et Saturne, sont encore brûlantes, tandis que dans les petites, comme la Lune, le refroidissement est à son comble, elles sont dans un état de glace et de mort (3).

---

(1) Bailly, discours sur les corps lumineux.

(2) Bailly, discours sur les corps lumineux.

(3) Bailly, hist. de l'Astronomie moderne, tom. 2.

L'hypothèse de Buffon pourrait servir à expliquer le changement qui s'est opéré dans nos climats ; car la diminution de la chaleur par l'effet d'une cause aussi puissante et aussi générale, suffirait seule pour le produire. Mais on ne saurait l'adopter, parce qu'enfin ce n'est là qu'une pure hypothèse (1). Essayons de découvrir quelque chose de plus sûr, et qui nous puisse amener à la solution de la question présente.

Il paraît que la terre a diminué d'étendue. Des contrées autrefois connues ont disparu ; les îles, les presqu'îles, les isthmes, les petites portions de la grande mer qu'on voit enfouies dans l'intérieur des deux continens, tout prouve que notre globe n'est plus comme il était autrefois, et qu'il a éprouvé les plus grandes révolutions. Les ravages affreux que les érup-

---

(1) L'hypothèse de Buffon a été attaquée fort ingénieusement dans le premier tome des Helviennes, ou Lettres provinciales philosophiques.

tions volcaniques ont causé dans certaines parties du globe ; les mouvemens terribles qu'elles impriment à la terre, à la mer et à l'atmosphère ; l'effet qu'elles produisent sur les animaux, ne permettent pas de douter que la nature entière ne se ressente de ces violentes et affreuses secousses. L'influence des tremblemens de terre sur les saisons, sur l'atmosphère, sur le climat des pays où ils ont lieu, est prouvée par ce que rapporte Toaldo de la Jamaïque, où le climat a beaucoup changé, et où le Ciel n'est plus si beau depuis l'époque d'un tremblement de terre qui désola cette colonie. Bien de savans pensent que le tremblement de terre qui engloutit Lisbonne est cause de l'irrégularité des saisons, dont on se plaint plus particulièrement depuis cette époque. Si, comme il n'est pas douteux, la terre renferme dans son sein une énorme quantité de matières combustibles ; s'il est vrai que ces terribles éruptions secouent violemment la terre à de très-grandes distances, et que la mer elle-même en soit très-agitée, pourquoi une cause aussi puissante ne serait-elle pas l'agent principal, ou du moins la source du dépérissement progressif que notre climat a éprouvé ? pourquoi enfin, cette cause toujours existante nécessairement, et qui doit produire plus facilement ses effets, à mesure que les matières combustibles sont plus à découvert et plus accessibles aux eaux du Ciel et de la mer; pourquoi cette cause, dis-je, développant de plus en plus sa puissance, ne produirait-elle point successivement des changemens dans nos climats, en faisant changer les rapports de la terre avec le soleil et les corps planétaires, ou *enfin de toute autre manière ?* Personne n'ignore que les tremblemens de terre ne soient devenus extrêmement fréquens; *phénomène auquel on ne saurait refuser quelque poids dans l'examen de la question présente.*

D'un autre côté, la surface de la terre a éprouvé des changemens remarquables, et qui, sous plusieurs rapports, méritent toute l'attention des physiciens.

Le temps qui use tout à produit l'abaissement des montagnes et des collines. La fonte des neiges et les torrens d'eaux pluviales ont entraîné sur les plaines et dans la mer une énorme quantité de terre. Les défrichemens et la coupe des vastes forêts dont l'Europe était couverte, furent encouragés par les différens gouvernemens, dans le dessein d'étendre le domaine de l'agriculture et d'enrichir l'état (1). Les progrès de la civilisation en Europe concoururent au même but, qui était d'encourager l'agriculture, de multiplier les rapports commerciaux, de se procurer toutes les aisances et toutes les commodités de la vie, etc., etc. Combien

---

(1) En France, depuis la fondation de la monarchie, les forêts ont disparu successivement de siècle en siècle. Un grand nombre d'abbayes établies au milieu des bois se trouvent aujourd'hui au milieu des plaines. *Vid.* le mémoire de Reaumur, parmi ceux de l'académie des sciences, an 1721. Déjà dans le

de vastes forêts n'a-t-on pas sacrifié au seul plaisir de mettre un lieu plus à découvert, et de se procurer un plus beau point de vue? Des coteaux, jadis en friche, et couverts de bois, sont aujourd'hui nus et dépouillés. Une prétendue économie a fait porter par tout la hache destructive. De là l'abaissement de plusieurs lieux; des contrées qui étaient à l'abri des vents froids ont été exposées à toute leur rigueur. Les arbres qui dépouillaient l'air de son humidité, et qui fixaient et conduisaient l'eau dans la terre, ayant été abattus, il en est résulté que les contrées à l'abri des vents froids ont été à découvert, et que l'air en est devenu plus humide.

16.e siècle on commença à se plaindre du dépérissement des forêts. Plusieurs provinces qui, comme la Bretagne, le Poitou, la Guienne, la Bourgogne, étaient couvertes de bois, contenaient alors beaucoup de terrains inutiles, comme l'observe Buffon, mém. de l'acad. des sciences, an 1739.

Si l'on fait attention que ces défrichemens et ces coupes de forêts ont été pratiqués plus ou moins dans toute l'Europe, on pourra se former une juste idée de l'effet considérable qui a dû en résulter. C'est à ces causes qu'on doit attribuer les ravages que les vents froids ont causé sur les oliviers pendant plusieurs années. Il est généralement connu que l'olivier était cultivé dans bien des endroits où il ne saurait plus l'être aujourd'hui à cause de l'augmentation du froid. L'effet que j'attribue aux forêts de garantir des vents froids des contrées entières, de dépouiller l'atmosphère de son humidité, et de conduire et fixer l'eau dans la terre, ne saurait être révoqué en doute. C'est un fait reconnu par tous les physiciens et les observateurs (1). Peut-être aussi que pour

(1) On pourrait m'opposer que dans certains endroits du Canada, le climat est devenu plus doux depuis qu'on a abattu une partie des forêts dont la nature avait couvert ces contrées. Mais ce fait n'infirme nullement l'opi-

calculer les causes de l'augmentation d'humidité de l'atmosphère, on doit compter pour

---

nion que je cherche à établir sur les conséquences qui ont résulté des coupes de forêts en Europe. L'Europe n'était point, comme le Canada, entièrement couverte de forêts ; et la population y a toujours été incomparablement plus grande que dans cette dernière contrée. Les parties méridionales de l'Europe ont toujours été plus peuplées et plus civilisées que celles du nord. Ainsi, les forêts devaient y être assez rares. Mais à mesure que la civilisation fit des progrès, les hommes qui habitaient le nord détruisirent une plus ou moins grande partie des forêts. Ces changemens dans le nord de l'Europe et de la zone tempérée, se sont multipliés en raison des progrès de la civilisation. Des contrées qui, comme l'Allemagne, la Pologne, la Hongrie, etc., étaient en grande partie couvertes de forêts, sont aujourd'hui défrichées. Or, c'était là des remparts et des barrières pour quelque chose la plus grande absorption d'hydrogène qui avait lieu autre-

---

qui défendaient la zone tempérée contre les vents froids qui soufflent des différens points du nord. L'état du Canada est bien différent. Cette vaste contrée est couverte, comme le reste de l'Amérique septentrionale, d'épaisses forêts, les plus étendues qui soient au monde; les arbres s'y élèvent jusqu'aux nues, ce qui rend la surface de la terre pour ainsi dire inaccessible aux rayons du soleil. C'est là ce qui, joint à d'autres circonstances locales, augmente le froid du climat. Or, il n'est pas douteux que les coupes des forêts qu'on a pratiquées dans ce pays, n'ayent pu faciliter la libre pénétration de la chaleur. De plus, ces défrichemens, d'ailleurs peu considérables relativement à la vaste étendue des forêts épaisses dont le Canada est hérissé, ont eu lieu au sud et au sud-est, et non dans les parties septentrionales, où l'âpreté naturelle du climat ne favorise point l'agriculture. Il faut encore observer que le froid du Canada est fois, et qui aujourd'hui est bien moins considérable depuis tous ces défrichemens et cette destruction des forêts. Cette même surabondance d'humidité augmente également le froid de l'atmosphère ; effet connu de tout le monde. Il n'est pas douteux qu'une partie de l'atmosphère ne soit plus dense qu'autrefois, ainsi que l'avait conjecturé Toaldo. Or, cette densité doit diminuer la chaleur des rayons solaires qui la pénètrent.

Quoi qu'en aient dit bien de physiciens, je pense que le soleil seul est la source de la chaleur, et l'observation que dans

---

produit en grande partie par les vents de nord-ouest, qui, venant de contrées très-froides et constamment glacées, ne rencontrent aucune mer dans leur trajet, ni aucune chaîne de montagnes capable de les arrêter. Or, les coupes des forêts n'ont eu lieu, comme je l'ai déjà dit, qu'au sud et au sud-est, c'est-à-dire, dans les parties du Canada les moins exposées à ces vents.

les voyages aérostatiques et en gravissant les montagnes, on éprouve une diminution de chaleur à mesure qu'on se rapproche de cet astre, ne prouve rien contre mon opinion. Si la chaleur est incomparablement plus grande dans les plaines que sur les montagnes, cela vient uniquement de ce que la surface de la terre réfléchit la chaleur qu'elle reçoit du soleil, en sorte que plus on s'éloigne du point de réflexion, plus la chaleur doit diminuer. Car, vu l'espace immense qui nous sépare du soleil, les plus grandes éminences de la terre, ne peuvent nous rapprocher de cet astre et en augmenter l'influence calorifique sur nous, que comme des infinimens petits; tandis que d'un autre côté l'éloignement du centre de réflexion doit nécessairement occasioner jusqu'à une grande hauteur une perte de chaleur considérable.

QUATRIÈME PARTIE.

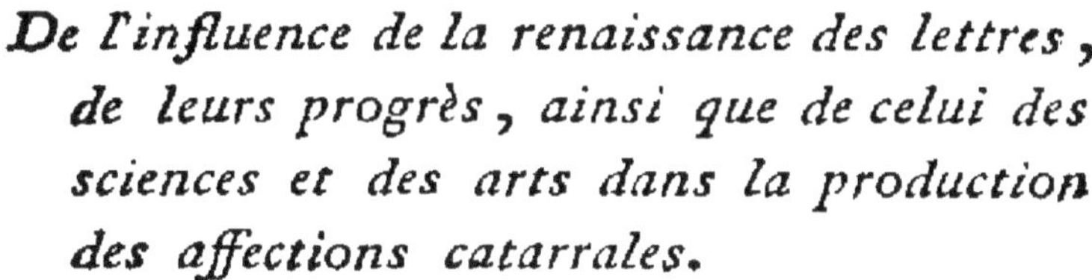

De l'influence de la renaissance des lettres, de leurs progrès, ainsi que de celui des sciences et des arts dans la production des affections catarrales.

Si, comme nous l'avons fait voir, la vigueur des anciens était l'effet de leur frugalité, de leurs exercices, et en général de leur austère manière de vivre, il n'est pas douteux que leur tempérament ne dut changer plus ou moins sensiblement à mesure qu'ils se relâchèrent de ces mœurs primitives. Car, les contraires produisent nécessairement les contraires. Ainsi, quoique nous ne puissions point suivre degré par degré la dégénération qui s'est opérée, à n'en pouvoir douter, dans la constitution physique des hommes, nous ne sommes pas moins obligés de l'admettre comme une vérité démontrée par l'état actuel des choses comparé avec l'état primordial, et par la connaissance que nous avons de l'effet des causes énervantes. Cette dégénération dut commencer lorsque les hommes cessèrent de pratiquer ce qui leur procurait la vigueur physique; et il est extrêmement probable qu'elle s'opéra plus lentement chez le peuple qui tient davantage aux lois, aux coutumes et aux institutions de ses pères. Pour suivre les progrès de cette décadence et en apprécier les causes, il suffit de remarquer les changemens qui s'opérèrent dans la forme des gouvernemens, dans le relâchement des liens qui unissaient les citoyens à la patrie, et dans la corruption des mœurs. En général, ce qui corrompt les mœurs et affaiblit l'énergie de l'ame, énerve surement le corps plus ou moins promptement. Ainsi, l'on peut avancer, sans crainte de paradoxe, que les Romains, qui courbèrent la tête sous les plus affreux tyrans, avaient certainement dégénéré de leurs ancêtres dans le physique comme dans le moral. La décadence de la vigueur des Spartiates commença à l'époque où l'on viola ouvertement les lois de Lycurgue (1), et celle des autres Grecs, à celle où ils se relâchèrent de la vie austère de leurs ancêtres (2). J'ai déjà remarqué que Platon s'était expliqué positivement sur ce point (*Vid.* le 3.e livre de sa république). Les princes qui vinrent après le grand Cyrus, et Cyrus lui-même ayant donné vers la fin de son règne l'exemple du luxe et de la mollesse, les

---

(1) *Vid.* Plutarque, comparaison de Numa et de Lycurgue. *Velleii Paterculi hist.*, *lib.* 1, *cap.* 6.

(2) La dégénération des Athéniens fut bien sensible après la mort d'Epaminondas ; *vid. Justin*, *hist.*, *tom.* 1, *lib.* 6 ; *vid.* aussi Eschine, harangue sur la couronne, traduite par Auger ; et Demosthène, harangue contre Aristocrate.

Perses devinrent lâches et efféminés (1). Rome devenue riche et puissante, fut accablée par son opulence même (2). Le luxe et la mollesse qui régnaient dans les cours de l'Asie, se communiquèrent insensiblement aux Romains; corruption qui commença à se faire sentir lors de la guerre contre Antiochus (3). Mais cette décadence n'est bien sensible qu'à l'époque où les Romains, livrés à la philosophie d'Épicure, mirent leur bonheur dans la profusion et dans les plaisirs. Rome pouvait-elle être toujours la même, lorsque les citoyens, glorieux de leurs richesses, avides de toute sorte de plaisirs, n'avaient

---

(1) *Vid. Justin*, *hist.*, *tom.* 1, *lib.* 1; et Rollin, hist. ancienne.

(2) *Vid. Horat.*, *lib.* 3, *od.* 18.

(3) Montesquieu, des causes de la grandeur et de la décadence des Romains, chap. 5; voyez aussi Burigni, mémoire sur la corruption des Romains, etc.; académie des inscriptions et belles-lettres, tom. 36.

que de l'aversion pour les mœurs simples et sévères de leurs ancêtres. Leur tempérament avait tellement dégénéré, que c'est dans ce temps que la médecine, devenue nécessaire, fut aussi honorée qu'elle avait été méprisée lorsque la république était composée de citoyens robustes. Les déplorables changemens arrivés dans les mœurs sont consignés dans mille endroits des ouvrages des anciens (1). De là nécessairement la dégradation de la constitution physique, suite naturelle de la mollesse et de la corruption. Le système nerveux dut acquérir chez ce peuple dégénéré une prédominance bien marquée, puisque, selon le témoignage d'Ammien-Marcellin, sous le règne de

(1) Il est digne de remarque, que l'époque où l'on établit proprement la grande division des maladies en aiguës et en chroniques, et où l'on fit jouer un si grand rôle au strictum et au laxum des solides, coïncide avec le temps où les Romains tombèrent en décadence.

l'empereur Julien, les dames Romaines avaient le genre nerveux si délicat, que l'impression de la lumière suffisait pour les faire tomber en convulsion (1). Que cette assertion soit exagérée ou fidelle à la vérité, il n'en est pas moins constant que les causes dont nous venons de parler, énervent le corps et développent la susceptibilité du genre nerveux. Ainsi, il est hors de doute que les hommes d'alors étaient inférieurs à leurs ancêtres du côté de la constitution physique (2).

---

(1) *Ammiani-Marcellini rerum gestarum*, *lib.* 28.

Salvianus, qui vivait cent ans après Marcellin, fait voir dans le parallèle des mœurs Germaniques avec les mœurs des Romains, que la mollesse et la plus affreuse corruption régnaient dans tout l'empire. *Vid. de gubernatione dei*, *lib.* 6 *et* 7.

(2) On ne peut douter que les assertions d'Horace et de Sénèque, relativement au progrès du relâchement des mœurs à Rome,

Les Gaulois reçurent vraisemblablement la même impulsion, et dégénérèrent à mesure que le commerce auquel ils s'adonnèrent, leur procura l'abondance et les plaisirs (1). Au lieu que les Toulousains qui allèrent s'établir en Allemagne, ayant adopté la manière de vivre dure et laborieuse des habitans de

---

ne soient très-fondées. Cette décadence des mœurs, qui commença après la conquête de l'Asie et de Carthage, est prouvée par le témoignage unanime des historiens.

Velleius-Paterculus, Salluste, Tite-Live, Valere-Maxime, Lucain, Ciceron, et autres, s'accordent tous également sur ce point. Cependant la contagion qui gagna rapidement les premières classes de la société, fut moins répandue parmi le peuple, où elle fit des progrès plus lents.

(1) *Cæsar. op. cit.*, *lib. 6.* Du temps de Tacite, on reprochait aux Gaulois de se livrer à la mollesse. *Vid. descript. German.*, § *XXVIII.*

ce pays, conservèrent toute leur réputation (1).

Cet exposé succint de la dégénération du tempérament des hommes, prouve que l'effet des causes énervantes est généralement, et dans tous les temps, le même. Que si aujourd'hui ces causes ont augmenté, et qu'elles existent dans toute leur latitude, comment pourrions-nous espérer un autre sort que celui des peuples dont nous venons de parler ?

On ne saurait disconvenir que la découverte de l'Amérique n'ait doublement influé sur la plus grande fréquence des affections catarrales qui s'est manifestée depuis le 15.e siècle. Les maladies vénériennes qui se répandirent prodigieusement dans toute l'Europe, et dont le virus

---

(1) *Cæsar. op. cit., lib. 6.*

Dans le 5.e siècle, les habitans de la Guienne étaient de tous les Gaulois, les plus mous et les plus corrompus. *Vid. Salvianus, de gubernat. dei, lib. 7.*

virus paraît attaquer spécialement le système lymphatique, durent imprimer une débilité relative dans ce système, et rendre le corps plus sujet à la diathèse asténique, et par conséquent aux affections catarrales. De plus, ce terrible fléau dut nécessairement appauvrir le tempérament d'un grand nombre d'individus, à cause de l'ignorance où l'on était d'un bon traitement curatif. Les effets de cette seule cause sont incalculables.

Les richesses immenses de l'Amérique, transportées dans notre continent, ont dû en produire qu'il n'est pas moins important d'observer. L'opulence de l'Europe influa sur toutes les combinaisons humaines. Elle fut le germe et l'aliment des arts qui furent inventés pour flatter la vanité et la sensualité. C'est dans l'augmentation des richesses en Europe, qu'il faut chercher la source d'une foule de grands événemens et de coutumes licencieuses qui se sont introduites dans la société. Quels changemens cette cause n'a-t-elle pas produits chez les Espagnols !

Les progrès des lettres, des arts et des sciences, particulièrement depuis *François Premier*, ne tendaient qu'à orner l'esprit, à rendre la vie plus douce, et à dissiper l'état de barbarie où l'Europe était plongée. Il ne fut pas question d'établir des Gymnases, ni de mettre en vigueur cette éducation mâle des beaux jours de la Grèce et de Rome. Ainsi, on travailla avec ardeur à dissiper les ténèbres de l'ignorance; mais on ne fit rien d'avantageux pour l'éducation du corps. Avant cette époque on vivait d'une manière simple et frugale; la délicatesse de nos tables était inconnue, et l'ignorance paraissait être l'amie de la vigueur du tempérament. La Chevalerie, institution à la fois politique et militaire, influa sans doute sur les mœurs et l'éducation pendant les siècles où elle fleurit. Dès l'âge de sept ans, l'enfant destiné à être chevalier passait des mains des femmes dans celles des hommes, où une éducation mâle et propre à le rendre robuste, le préparait de bonne heure aux travaux de la guerre.

Le Chevalier passait sa vie dans des exercices continuels (1). Mais vers la fin du 14.e siècle, et du règne de Charles VI, les Chevaliers déchurent de leur ancien état ; et c'est encore le luxe, la mollesse et l'interruption des exercices militaires, qui en furent la cause (2). Bayard fut le dernier et un des plus grands héros de cet illustre corps, qui s'éteignit avec lui au commencement du 16.e siècle (3). Les mémoires de Lacurne de Ste.-Palaye contiennent des détails précieux sur les mœurs de ce temps, qui, toutes grossières qu'elles étaient, contribuaient plus que les nôtres à fortifier le tempérament (4). A

(1) *Vid.* de Lacurne de Ste.-Palaye, mémoires sur l'ancienne Chevalerie.

(2) Même ouvrage, *vid.* les notes.

(3) *Vid.* l'histoire du chevalier Bayard, par Guyard de Berville.

(4) Sans doute que dans ce temps-là même les hommes n'étaient pas exempts de vices et

travers les vices qui peuvent accompagner ces mœurs antiques, on voit régner une franchise, une simplicité, et s'il m'est permis d'employer ce mot familier, une bonhomie inconnue de nos jours. A mesure que les arts, les lettres et les sciences firent des progrès, et que les trésors des deux Indes se répandirent en Europe, le goût du commerce et de la navigation s'empara de toutes les classes de la société. La soif de l'or bouleversa toutes les têtes; les richesses qu'on acquiert paisiblement en cultivant le champ de ses pères, ne pouvaient suffire aux besoins factices qui pullulaient de toutes parts chez un peuple

---

de débauches. Mais la corruption était moins générale qu'aujourdhui, et les inconvéniens qui pouvaient résulter pour la vigueur du corps, des mœurs et de la manière de vivre des hommes à cette époque, étaient bien au-dessous des avantages qu'ils devaient en retirer. *Vid.* le 5.e mémoire sur l'ancienne Chevalerie, par de Lacurne, etc.

ébloui par l'éclat de l'opulence. Les arts et les sciences ayant enfanté des jouissances inconnues et un raffinement dans les commodités de la vie, il en résulta nécessairement un accroissement de luxe, et une révolution générale dans les goûts, les penchans et les usages (1). Enfin, les découvertes toujours croissantes, les progrès continuels de la navigation et du commerce, les productions et les superfluités des deux hémisphères, rassemblées dans toutes les villes,

(1) L'inclination pour la culture des lettres qui s'empara des esprits, n'influa pas peu à l'affaiblissement de la constitution physique de l'homme. Il n'est pas douteux, dit le judicieux *Selle*, que moins nous faisons usage de ces facultés qui nous distinguent des animaux, et moins nous développons les facultés les plus fines de l'esprit, plus notre corps gagne en forces physiques et en activité. D'ailleurs, il est d'observation que les gens de lettres sont plus sujets aux catarres et aux fluxions que les autres. *Vid. Ramazini, de morb. artif. diatrib.*

les inventions ingénieuses pour multiplier les douceurs de la vie, les plaisirs diversifiés à l'infini, tout conspira à dégoûter l'homme des jouissances simples, et à lui faire prendre des goûts, qui, en le plongeant dans les voluptés, énervèrent son tempérament. Tous les arts frivoles qui flattent la mollesse et la sensualité, qui amusent l'oisiveté et encouragent l'indolence, firent l'admiration de tout le monde. Ils devinrent fort lucratifs, et ceux qui les exerçaient, furent des personnages importans. Quels exemples pour les hommes laborieux et réellement utiles à la société (1)! Aussi, nous sommes si différens des anciens, quant à ce qui regarde le travail du corps, que parmi nous il est fort honorable de vivre dans l'oisiveté, et de ne

(1) » On n'estime que les talens et les arts » de goût. A peine a-t-on l'idée des arts néces- » saires; on en jouit sans les connaître ». Duclos, considérations sur les mœurs du 18.e siècle, pag. 17.

jamais faire usage de ses membres, pour se procurer les choses nécessaires à la vie. Avoir un bon cuisinier est depuis long-temps une affaire capitale. Dans cette profession on est sûr de faire l'admiration de ses contemporains, et quelquefois de transmettre son nom à la postérité aussi surement que les Grecs vainqueurs aux jeux Olympiques. Il résulte de là une espèce d'ignominie attachée aux arts et aux travaux réellement utiles. Le travail dont les anciens se faisaient une gloire, est devenu une flétrissure pour les hommes, et on l'abandonne aux pauvres et aux valets. Ajoutons à cela les veilles prolongées, les emportemens et la fureur du jeu, la passion pour les modes, qui souvent sont nuisibles à la santé, et autres semblables fruits de la révolution générale que la renaissance des lumières opéra dans les mœurs, et peu à peu l'énigme s'expliquera sans effort. Comment s'attendre après cela à une génération d'hommes vigoureux? » Quel est le corps si robuste et si » fort, qui, par oysifveté et délicatesse,

» n'aille perdant sa force (1) ». Est-il donc possible qu'en prenant le contre-pied de la manière de vivre des anciens peuples, on puisse avoir comme eux une constitution pleine de vigueur ? Se peut-il qu'il soit indifférent pour la force du corps, de vivre comme un disciple d'Epicure, ou de suivre les préceptes d'Hérodicus ? Non sans doute, et l'on ne peut disconvenir que l'action de toutes les causes énervantes, qui ont été la conséquence de l'augmentation des richesses et des progrès des lettres, des sciences et des arts en Europe, n'ait dû nécessairement contribuer pour beaucoup à rendre les hommes plus susceptibles des affections catarrales. Il est de fait que plus on vit délicatement, plus on se traite avec mollesse, plus aussi l'on est susceptible d'être affecté par les changemens de température et par toutes les vicissitudes de l'atmosphère. Bien plus,

---

(1) Plutarque, œuvres morales, tom. 1, pag. 6, traduction d'Amyot.

quand même la pratique des exercices gymnastiques et d'une vie propre à endurcir le corps eût été en vigueur avant la renaissance des lettres, elle n'aurait pu résister au torrent des richesses et des idées corruptrices qui ont changé l'esprit de la société. L'Europe devait subir le joug que l'augmentation des richesses et les progrès des lettres, des sciences et des arts venaient lui imposer. Rome fut vaincue par les mêmes causes; l'amour de la patrie s'éteignit, lorsque les citoyens aimèrent ce qui ne pouvait que les corrompre, en les flattant. Si, comme l'ont dit Platon et Aristote, et comme l'histoire paraît le confirmer, les Spartiates négligèrent la culture de l'esprit, pour ne s'occuper que de l'éducation du corps, on peut dire que la renaissance des lettres fit donner dans l'excès opposé. C'est en vain que Montaigne, Locke, Rousseau, Auger, et d'autres écrivains qui ont traité de l'éducation, ont fait sentir l'importance de celle du corps. Leurs écrits ne pouvaient fixer l'attention d'une société frivole, dans un temps où un corps vigoureux et robuste est regardé en quelque sorte comme nécessaire seulement aux laboureurs et aux artisans. Pour avoir l'air bien né, on doit avoir un corps délicat, et qui n'offre rien de grossier. L'éducation se borna donc à la culture de l'esprit : le soin de former le corps fut bien encore plus négligé pour la plus belle portion du genre humain, je veux dire pour les femmes. Le grand Rousseau disait avec autant de vérité que d'énergie, que par l'extrême mollesse des femmes commence celle des hommes. Les femmes, ajoutait-il, ne doivent pas, il est vrai, être robustes comme eux, mais pour eux ; afin que les hommes qu'elles mettront au jour, le soient aussi. Tel était aussi le principe de Lycurgue. L'éducation qu'on donnait, et qu'on donne encore plus aujourd'hui aux filles, tend à augmenter leur disposition naturelle à la débilité. C'est de là que tirent leur source un grand nombre d'infirmités qui leur sont familières, et qui leur font mettre au jour des enfans délicats et débiles comme elles. Chez les anciens la patrie veillait à l'éducation des enfans, parce qu'ils devaient être un jour son appui et sa gloire; mais dans les siècles de lumière qui ont éclairé l'Europe, il en a été bien autrement (1). On s'est

---

(1) Il paraît que la coutume de faire nourrir les enfans par des mères mercenaires, a fait beaucoup de progrès depuis le 15.e siècle. Vers le milieu du 16.e, Scevole de Ste.-Marthe, un des hommes les plus éclairés de son temps, voulut s'y opposer dans des vers touchans qu'il adressait aux mères.

» *Ipsæ etiam Alpinis villosæ in cautibus ursæ,*
» *Ipsæ etiam tigres, et quidquid ubique ferarum est,*
» *Debita servandis concedunt ubera natis.*
» *Tu, quam miti animo natura benigna creavit,*
» *Exuperes feritate feras?* (*Lib.* 1).

» *At fidei mavis alienæ pignus alendum*
» *Credere, quodque negas mater, venalibus illud*
» *Sperandum esse putes demens nutricis ab ulnis* ».

(Scævolæ Sammarthani pædotraphiæ, lib. 2).

entièrement occupé à développer l'esprit des enfans, et à leur donner des connaissances

---

Les inconvéniens presqu'inséparables d'un allaitement étranger se réduisent à celui-ci, le défaut de soin de la part des nourrices mercenaires, à quoi l'on peut ajouter qu'en général le lait plus ou moins ancien des nourrices n'est point en rapport avec les forces digestives de l'enfant. Dans la Grèce, au moins dans les temps héroïques, les mères nourrissaient elles-mêmes leurs enfans. Les femmes du rang le plus distingué ne dédaignaient point de s'acquitter d'un si tendre devoir. Hécube nourrit Hector ; Pénelope avait allaité son fils Telemaque. A la vérité, on trouve dans l'Odissée qu'Ulisse fut nourri par une femme étrangère, ce qui peut être attribué à l'impuissance maternelle (*Vid.* Mém. sur les mœurs des siècles héroïques, par Rochefort, tom. 36 de l'académie des inscriptions). A Rome pareillement, avant l'entière décadence des mœurs, les enfans étaient nourris dans les bras et du lait de leurs mères. (*Vid.* Tacite, dialogues sances qui sont plus agréables qu'utiles, principalement parce qu'ils ne les acquièrent qu'aux dépens du corps. L'enfant languit dans les écoles, où il est la majeure partie de la journée assis sur des bancs. En sorte qu'on peut dire que son corps reste dans l'inactivité presque tout le temps qui s'écoule depuis sa naissance jusqu'à l'époque où son entrée dans le monde lui prépare de nouvelles causes énervantes. Alors l'oisiveté et les occupations frivoles absorbent un temps que les anciens savaient bien employer, et

---

sur les orateurs). Celles-ci présidaient à leur éducation, comme le firent Cornelie, mère des Gracques; Aurelie, mère de César; Atia, mère d'Auguste, etc. Au reste, anciennement on prenait un trop grand soin de l'éducation du corps, et l'on estimait trop la force et la vigueur de la constitution, pour croire qu'on abandonnât les enfans à des nourrices mercenaires, avec autant d'insouciance qu'on le fait de nos jours.

judicieux que l'espèce humaine a perdu en force et en vigueur bien plus qu'elle n'a gagné en adresse et en industrie (1).

---

breuses que je pourrais apporter en faveur de mon opinion, je me contente de celle-ci.

Le nombre des malades entrés à l'Hôtel-Dieu de Marseille, ville riche et commerçante, depuis 1730 jusqu'en 1740, espace de onze ans, monte à 23,813. Depuis 1753 jusqu'en 1763, même espace de temps, on en compte 39,262. Enfin, depuis 1764 jusqu'en 1769, espace de six ans, on reçut 24,348 malades. *Vid.* la topographie de Marseille, par Raymond. A la vérité, depuis la révolution il entre moins de malades dans les hôpitaux. Mais que conclure de là, sinon qu'un grand nombre d'individus, autrefois dans la misère, sont aujourd'hui dans une honnête aisance, par la même raison que ceux qui autrefois étaient fort riches ont perdu une partie de leur fortune. Cette différence vient donc, non pas de l'augmentation du luxe; mais de ce qu'en général les fortunes sont aujourd'hui reparties entre un plus grand nombre de personnes.

(1) *Vid.* Du gouvernement des mœurs. Lausanne, 1784.

L'histoire, les ouvrages des philosophes et les fastes de la médecine, nous présentent également les preuves de l'effet énervant de toutes ces causes. Qu'on oppose la manière de vivre des anciens avec celle qu'on a suivie depuis la renaissance des lettres et des sciences, et on conviendra sans peine de la justesse des conséquences que nous venons d'en déduire. C'est la différence de notre manière de vivre, etc., avec la leur, qui rend raison pourquoi nous leur sommes si inférieurs du côté de notre constitution physique. Or, il est à remarquer que la classe d'hommes qui, par les exercices auxquels elle se livre, par sa manière de vivre et par son tempérament, se rapproche le plus des anciens, est aussi celle où les affections catarrales sont plus rares, et où les maladies inflammatoires et bilieuses sont plus communes (1); et il n'est pas moins vrai que les personnes d'une constitution faible,

(1) Quels hommes beaux, robustes et bien musclés, ne trouve-t-on point, par exemple,

et celles qui, livrées au luxe, à la mollesse, à l'oisiveté et aux autres agens débilitans, ont la peau plus délicate et la sensibilité plus exquise, sont plus facilement affectées des changemens qui ont lieu dans la température de l'atmosphère. Il est pareillement hors de doute

---

dans les corps militaires. C'est à leur nourriture frugale, à leurs exercices et à leur vie active qu'ils sont redevables de ces avantages. Au milieu de tant de peine en apparence, dit Foderé (Hygiène pub., tom. 3, p. 80), le soldat vit long-temps ; il s'accoutume tellement à cette vie dure, que les plus faibles, les plus délicats, deviennent robustes, et ne se soucient plus de la changer. Combien de soldats qui étaient faibles, ou doués d'une constitution délicate au commencement de la guerre que la France vient de soutenir, et qui aujourd'hui sont vigoureux et jouissent d'une santé brillante ? Si je le pouvais, sans sortir de mon sujet, je ferais sentir les avantages de la force et de la vigueur des soldats, soit pour commander à la victoire, soit pour supporter sans danger les travaux et les fatigues de la guerre.

que depuis le 15.e siècle sur-tout, les révolutions arrivées successivement dans les mœurs et dans les climats, ont de plus en plus concouru à imprimer au tempérament des hommes un caractère de faiblesse qui les a par conséquent prédisposés aux affections catarrales. Car j'ai déjà dit que l'effet de toutes les causes qui agissent sur l'homme, était de le disposer à certaines maladies avec lesquelles son tempérament a naturellement plus de rapport et plus d'analogie; en sorte que les causes occasionelles ne font développer que cet état morbifique dont le corps recèle le germe ou la disposition. D'après cela, il est évident que les affections catarrales doivent, depuis le 15.e siècle, devenir de plus en plus fréquentes, et se multiplier en raison du nombre et de l'intensité des causes qui les produisent naturellement; comme aussi le nombre et la fréquence des maladies phlogistiques et bilieuses ont dû diminuer à mesure que le génie catarral agrandissait son domaine. Quant à cette autre vérité, que les maladies bilieuses sont moins rares que les maladies inflammatoires, cela vient de ce que ces dernières se présentent rarement dans leur état de pureté et de simplicité, et que l'état hipersténique se manifeste plus souvent par la surabondance de la bile seule, ou combinée plus ou moins avec la phlogose. Hippocrate a bien moins écrit sur les maladies inflammatoires que sur les affections bilieuses ; on peut même remarquer en passant, qu'il était disposé à ranger la plupart des maladies sous les étendarts de la bile et de la pituite.

J'ai déjà dit pourquoi les maladies bilieuses sont moins communes. Ce phénomène tient aux mêmes causes qui ont fait diminuer la fréquence des affections inflammatoires. Or, la rareté de ces dernières est, comme on l'a vu, la conséquence naturelle de la faiblesse du tempérament des hommes d'aujourd'hui, et des changemens survenus dans nos climats.

CINQUIÈME PARTIE.

La simplicité est le caractère propre de la vérité, et l'indice infaillible pour la découvrir. Si les sciences démonstratives sont certaines, dit Clerc, elles ne doivent leur certitude qu'à la simplicité de leurs principes. Afin donc que la vérité paraisse dans son vrai jour, il faut la dégager de tous les vains ornemens dont on a coutume de la décorer. En diminuant autant qu'il est possible le nombre des effets, en les réduisant à ce qu'ils ont de commun, l'on simplifie beaucoup la science, et l'on se rapproche d'autant plus du principe ou de la raison de leur existence (Zimmerman). D'après ces vues, j'ai fait dépendre la plus grande fréquence des maladies catarrales, dont on se plaint généralement, de la faiblesse et de la délicatesse du tempérament des hommes d'aujourd'hui, en comparaison de ceux d'autrefois. De nos jours, le froid et l'humidité, comme on l'a vu plus haut, règnent beaucoup plus que dans ces siècles reculés dont j'ai esquissé le tableau. Ces mêmes causes ont augmenté particulièrement depuis le 15.e siècle. Il y a plus d'irrégularité dans les saisons, plus de vicissitudes dans l'atmosphère, autant de causes principales des affections catarrales. Or, la puissance des causes extérieures (agens nuisibles), dit Fernel, doit être estimée par l'état des forces; plus le principe qui anime le corps se maintient en bon état, moins la puissance des causes est considérable, et moins conséquemment leur effet est nuisible; et réciproquement, plus le corps est faible, plus les causes déprimantes ou débilitantes ont de prise sur lui. Ces vérités ne sont pas seulement applicables aux catarres; elles expliquent encore pourquoi les maladies chroniques sont pareillement plus fréquentes qu'autrefois. La puissance de la nature, quel sens qu'on attache à ce mot, dépend de l'harmonie et de l'énergie avec lesquelles nos fonctions s'exécutent. Conséquemment, les tempéramens les plus faibles sont ceux où la nature est moins puissante.

Concluons donc que c'est à cette faiblesse du tempérament qui règne de nos jours, pour les raisons ci-dessus exposées et développées, ainsi qu'à l'augmentation du froid et de l'humidité, qu'il faut attribuer la véritable cause de la plus grande fréquence des affections catarrales, et, par la raison des contraires, de la rareté des maladies inflammatoires et bilieuses. La débilité relative de la constitution du corps a la plus grande influence sur des générations entières, qui successivement se dégradent de plus en plus. Des enfans engendrés par des pères débiles, ne sauraient être des Hercules. Ils apportent donc en naissant une constitution de fibres molle et délicate, et la disposition aux affections nerveuses et catarrales, ainsi qu'aux autres maladies qui sont l'apanage ordinaire de ces frêles tempéramens. Les maladies pituiteuses et séreuses, les engorgemens et les obstructions, enfin les autres affections du système lymphatique, dépendent des mêmes causes, c'est-à-dire, de la faible constitution primitive du corps qu'en général les hommes d'aujourd'hui apportent en naissant, et qui, loin de se fortifier dans notre éducation, ne peut au contraire que s'y détériorer par l'opération de toutes les choses énervantes, dont l'usage nous est devenu si familier.

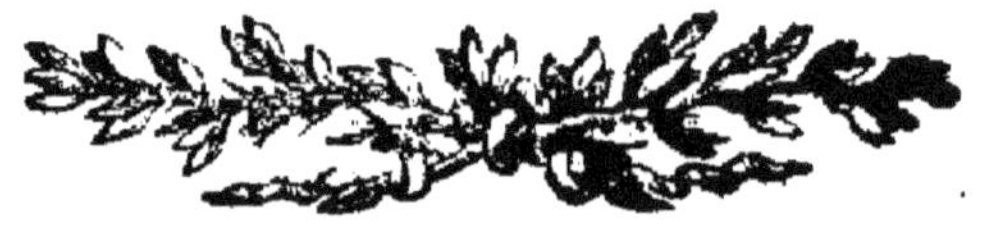

RÉFLEXIONS

RÉFLEXIONS

Pour servir de suite au mémoire sur les causes de la plus grande fréquence des affections catarrales.

» Qui voudra se défaire de ce violent
» préjugé de la coutume, il trouvera
» plusieurs choses reçues, qui n'ont
» d'autre appui que la barbe chenue
» et les rides de l'usage qui les ac-
» compagnent ».

MONTAIGNE.

LA question que j'ai traitée dans ce mémoire, fait naître, par la manière dont je l'ai considérée, une foule de conséquences d'une utilité immédiate dans la pratique. Je me propose d'en indiquer rapidement quelques-unes des plus importantes.

Il n'est pas douteux que les hommes d'aujourd'hui soient inférieurs à ceux d'autrefois par la force et la vigueur de leur constitution. Cette vérité a été connue particulièrement de Sanches (1), de Grimaud (2) et de Tourtelle (3). Cependant, loin d'avoir été utile à la médecine, on ne s'en est servi que pour orner des systèmes, et autoriser la pratique des purgatifs dans des cas où ils ne peuvent que nuire. S'il est démontré que l'espèce humaine est plus faible qu'autrefois, il en faut conclure que les maladies asténiques sont aujourd'hui plus communes; que l'em-

---

(1) Mém. sur les bains de vapeurs, etc.

(2) Traité des fièvres.

(3) Hygiène.

Vid. aussi le traité de médecine expérimentale, analysé par Freron, dans le tom. 3 du journal littéraire.

Le célébre Weikard, qui a rendu de si grands services à la médecine et à l'humanité tout ensemble, a pareillement reconnu cette dégénération dans le tempérament des hommes. Il pense que les guerres continuelles et les coutumes licencieuses introduites dans la société, en sont les principales causes. *Vid. elementi di med. prat., cap. duodecimo.*

ploi des toniques ou excitans est plus généralement convenable, et que nous devons être plus avares que les anciens de celui des débilitans. D'après cela, on ne peut qu'être surpris qu'on se soit servi de cette vérité pour autoriser l'usage fréquent des évacuans des premières voies, sous le vain prétexte d'expulser de prétendues saburres ; comme si les émétiques et les purgatifs pouvaient rendre à l'organisme l'état de vigueur qu'il a perdu. S'il est incontestable que les évacuans des premières voies débilitent, comment pourront-ils être les remèdes d'un état morbifique dont la faiblesse est la cause ? Nous savons à quoi les anciens étaient redevables de leur forte constitution : si l'état actuel de la société ne permet pas de remédier à la faiblesse du tempérament des hommes d'aujourd'hui, ni de prévenir les dégénérations subséquentes par les moyens dont ils faisaient usage, du moins faut-il en employer d'analogues à ces derniers. Or, se sont les agens excitans qui peuvent seuls les remplacer. Quiconque a réfléchi sur la méthode routinière généralement employée dans la cure des maladies, conviendra facilement qu'il est indispensable de réformer la pratique médicale, et de borner l'usage des évacuans aux seuls cas qui les réclament, c'est-à-dire aux affections asténiques, et aux maladies vraiment gastriques. Un tel langage va mettre la vieille pratique aux abois : elle se récriera avec force contre ces principes, et selon son usage elle en appelera à l'expérience qu'elle a toujours méconnue (1). Sans doute que les médecins stercoraires, dont le nombre est prodigieux, qualifieront cette réforme de révolutionnaire. Mais le médecin philosophe s'étonne peu de leurs cris; il marche d'un pas ferme vers la vérité, et s'honore même des outrages, lorsque c'est son zèle pour le bien de l'humanité qui les lui attire........ Les préjugés nuisibles à la

---

(1) » On prend ordinairement pour expé» rience ce qui n'est qu'une méchante rou» tine ». *Vid.* l'opinion du médecin cité par Leclerc dans l'hist. de la méd.

société ne sauraient être trop combattus (1).

Je ne reviendrai pas sur ce que j'ai dit ailleurs, pour faire sentir combien l'étude approfondie de l'étiologie importe aux progrès de l'art et au salut des malades. Il est évident que les médecins symptomatiques, loin de découvrir les véritables causes des maladies, ne peuvent que s'égarer dans leur recherche, puisqu'ils se laissent guider uniquement par les phénomènes trompeurs qu'elles présentent, sans vouloir remonter jusqu'à leur source. Disons-leur donc, » *discite ô miseri, et* » *causas cognocite rerum (2)* ».

J'ai remarqué dans mon mémoire sur la fréquence des affections catarrales, qu'on s'est aperçu depuis long-temps que ces maladies pouvaient être également l'effet d'un état hipersténique et d'un état asténique. Quoique les observations nombreuses consignées dans les livres de l'art,

(1) Duclos, considérat. sur les mœurs du 18.e siècle, p. 36.

(2) Persius, sat. 3.

présentent en général beaucoup de confusion, on y voit quelquefois la preuve que les catarres peuvent tenir à ces deux causes, puisque les remèdes qui guérissaient les uns étaient nuisibles dans d'autres. En effet, la méthode débilitante si généralement employée depuis Sydenham, excellente contre les catarres hipersténiques, ne pouvait qu'être préjudiciable dans les asténiques. On en fit la triste expérience, et l'on commença à suspecter les débilitans, qu'on employait indistinctement dans le traitement de tous les catarres. Mais ce ne fut que dans des cas où l'asténie était d'une profonde intensité qu'on fit cette bienfaisante remarque; car pour les catarrres asténiques légers, quelques purgatifs ne pouvant tuer le malade qui résistait à leur mauvais effet, on ne s'aperçevait point qu'ils fussent contre-indiqués. Pour dessiller les yeux, et faire voir le danger de la méthode affaiblissante, il fallait que les remèdes nuisissent promptement et de la manière la plus évidente chez un grand nombre de malades, et que plusieurs succombassent sous son influence meurtrière. Ce fut alors seulement que les observateurs revenaient quelquefois de leur erreur. Or, encore une fois, comme ces catastrophes n'avaient guère lieu dans les asténies légères, et que d'ailleurs par l'effet de l'aveuglement où l'on était sur la véritable cause morbifique et sur la manière d'agir des remèdes, on pouvait les attribuer à toute autre chose qu'au mauvais traitement, la pratique débilitante ne fut modifiée que pour les sujets cachectiques et les vieillards. Cependant il est aisé de voir qu'un grand nombre de personnes sont réellement faibles, sans être ni cachectiques, ni caduques; et que quelque légère que soit la faiblesse, les débilitans n'y conviennent pas plus que lorsqu'elle est grave.

Les relations d'épidémies catarrales faites par différens médecins dans des climats et des époques différentes, prouvent que dans une même épidémie le génie catarral change de nature selon la prédisposition des sujets, au point que le danger peu considérable dans la diathèse hiperstérique, l'est infiniment dans l'état asténique violent; et que les moyens curatifs indiqués dans le premier cas, sont très-pernicieux dans le second, et *vicè versa*, etc. Les faits que je vais rapporter mettront cette vérité hors de doute.

Ferrein a observé que l'affection catarrale qui régna dans l'hiver de l'année 1748, exerça principalement ses ravages sur les vieillards et sur les sujets cacochymes, et que l'abus des relâchans en fut la cause (1). Perkins rapporte que dans l'épidémie catarrale de l'anné 1765, les purgatifs furent fort nuisibles chez les individus faibles et chez les vieillards (2). Celles qui se développèrent en 1778, 1779, 1781, 1785, 1788, 1789, et que Geoffroy a décrites, eurent une marche et des caractères essentiellement différens, selon la vigueur ou la faiblesse des individus qui en furent attaqués. Aussi

(1) Mém. de l'acad. des sciences de Paris, an 1748.

(2) Perkins, mémoire de la société de médecine de Paris, an 1776.

fut-on obligé de varier le traitement, et de se conformer à chacune de ces indications. L'épidémie de l'année 1781, qui est des plus mémorables, fut si générale, que le spectacle de l'opéra manqua un jour, que les plaidoyers cessèrent au Châtelet, et que la musique de Notre-Dame fut interrompue pendant trois jours. Beylié a vu, comme Geoffroy, que l'affection catarrale dont il a donné la relation, était chez les uns inflammatoire, chez d'autres putride, etc. (1).

On peut voir dans les mémoires de Malouin et dans les journaux de Médecine de Paris un grand nombre d'exemples semblables. C'est donc une erreur de croire que les affections développées par une même cause épidémique soient de même nature; et le cachet qu'on prétend qu'elle leur imprime, n'est, pour ainsi dire, d'aucune importance pour le traitement. On doit dire *à pari* que les auteurs les plus graves et les praticiens

(1) Méthod. génér. pour traiter les rhumes, par Beylié.

les plus célébres qui élèvent jusqu'aux nues l'influence, des constitutions, et qui veulent qu'on traite à peu près de la même manière les maladies qui règnent pendant leur durée, ont donné à cet égard des préceptes qui ne peuvent qu'être funestes, puisqu'ils sont en opposition avec l'expérience et la nature même des choses. Je ne dis point sans doute que la constitution de l'air ne dispose médicalement le corps, et n'engendre des maladies dont la nature est en rapport avec son influence ; et que, comme dit Zimmerman, les sujets robustes ne soient plus familièrement attaqués dans les épidémies sténiques, et les sujets faibles dans les constitutions asténiques ; mais c'est s'éloigner étrangement de la vérité, que d'attribuer à toutes les maladies de chaque saison et de chaque constitution médicale, une nature propre et commune en même temps.

D'après ce que nous venons de voir, il n'est pas douteux que pour connaître la nature des différentes affections catarrales, le médecin ne doive s'attacher à découvrir 'état de prédisposition. Les considérations tirées de l'épidémie régnante ne peuvent guère l'éclairer d'une manière positive. La connaissance de l'état de l'air peut apprendre pourquoi les maladies sténiques ou asténiques se montrent plus fréquemment ; elle peut encore nous faire présumer que telle classe de maladies sera plus commune ; mais cela ne suffit pas pour prononcer sur la nature et le traitement d'une maladie quelconque.

Si, comme je l'ai établi, les affections catarrales sont nécessairement l'expression de l'excès ou du défaut d'excitement, il ne s'agit plus dans le traitement que de combattre les contraires par les contraires. Le siége de la maladie ne doit jamais en imposer, il ne change rien à la nature de la diathèse ; et quelle que soit la membrane muqueuse affectée, on ne doit se proposer autre chose que de vaincre la cause sténique ou asténique qui a produit l'état morbifique. Quant à la prétendue matière catarrale, il serait, je crois, superflu d'en parler. » *Materiæ catarralis* » *nomen quidem sed naturam non nosco* », disait Plencis. L'excrétion muqueuse est seulement un produit morbifique ; et quant à cette autre matière qu'on suppose voyager d'une partie à l'autre dans le corps, et causer des douleurs rhumatiques, etc. par sa présence, ce n'est qu'une chimère que l'habitude d'admettre des causes occultes, et d'attribuer tous les désordres de l'organisme à des humeurs, fit imaginer. L'utilité des sueurs dans les maladies catarrales inflammatoires, ne prouve pas du tout qu'elles soient causées par une matière âcre quelconque. Les sueurs sont utiles dans toutes les maladies hipersténiques indistinctement, parce qu'elles débilitent; et dans les catarres asténiques, où l'impression débilitante du froid avait déterminé la suppression de la transpiration, le retour de cette dernière est tout simplement un signe que les fonctions perspiratoires reprennent leur activité, et que la peau revient à son état naturel.

Les catarres sténiques et les catarres asténiques, quelle que soit leur origine, peuvent être plus ou moins violens. La diathèse hipersténique peut être si légère,

qu'elle

qu'elle ne soit point accompagnée de pyrexie ; comme aussi elle est quelquefois si violente, que le catarre se change en péripneumonie. Il arrive souvent qu'une maladie abandonnée à elle-même, ou mal traitée, se transforme en une autre plus grave. C'est ainsi que la synoque se change en frénésie, l'insomnie en manie, etc ; et parmi les maladies asténiques, les fièvres intermittentes se changent en fièvres continues, en fièvres putrides, en hydropisies, etc. Les Médecins qui ont précédé Brown ont fait mention de ces mutations morbifiques ; mais cette connaissance n'a servi qu'à les égarer, en leur faisant croire que la cause matérielle s'était déplacée ; que les saburres avaient été transportées dans les secondes voies ; que la bile, la pituite, etc. avaient passé d'un lieu dans un autre, etc. Il est facile de comprendre que l'augmentation de gravité de la diathèse est la seule cause de ces phénomènes. Les maladies bénignes qui ne se montrent sous la forme déterminée que nous leur connaissons, qu'à cause du peu d'intensité de la diathèse, ne sauraient conserver cette forme, lorsque la diathèse est aggravée jusqu'à un certain point. Lors donc que la diathèse fait développer un état morbifique sous la forme d'un catarre, et que par un traitement mal entendu, on aggrave la diathèse, la violence du catarre augmentera jusqu'au point où l'état de l'excitement, incompatible avec la forme du catarre, donnera naissance à une autre maladie, la péripneumonie, par exemple, qui sera nécessairement plus intense. C'est ainsi qu'une maladie en remplace une autre de la même classe.

Disons donc que le traitement des différentes affections catarrales, épidémiques et autres, est nécessairement fondé sur la connaissance de la diathèse; que c'est là le seul guide fidelle du Médecin; et pour nous renfermer dans notre sujet, que les débilitans ne sauraient convenir que dans le cas de catarres hipersténiques, et les excitans dans les catarres asténiques.

FIN.

A TOULOUSE,

Chez Bellegarrigue, Imprimeur-Libraire, vis-à-vis les Carmes, sect. 6, n.° 114.

www.ingramcontent.com/pod-product-compliance
Lightning Source LLC
LaVergne TN
LVHW020023170826
845678LV00001B/100

* 9 7 8 2 3 2 9 7 7 6 4 7 7 *